Joseph Kandel
David B. Sudderh

ARTRITIS

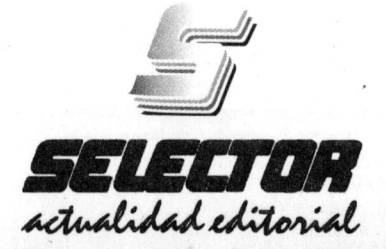

SELECTOR
actualidad editorial

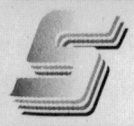

SELECTOR
actualidad editorial

Doctor Erazo 120 Colonia Doctores México 06720, D.F.
Tel. 55 88 72 72 Fax. 57 61 57 16

ARTRITIS
Título original en inglés: The Arthritis Solution
Traducción: Ignacio Quirarte
Diseño de portada: Carlos Varela
Traducción autorizada del inglés por Prima Publishing
Copyright © 1997 por Joseph Kandel y David B. Sudderth. Todos los derechos reservados.
Copyright © 2003, Selector S.A. de C.V.
Derechos de edición en español reservados para México y América Latina

ISBN-13:978-970-643-695-5
ISBN-10:970-643-695-2

Tercera reimpresión. Marzo de 2006.

Sistema de clasificación Melvil Dewey

616.7
K15
2003

Kandel, Joseph / Sudderth, David.
Artritis / Joseph Kandel y David Sudderth.
trad.- Ignacio Quirarte
México D.F. : Selector, 2003.
192 p.

ISBN: 970-643-695-2
ISBN: 0-7615-1172-5 (inglés)

1. Salud

Características tipográficas aseguradas conforme a la ley.
Prohibida la reproducción parcial o total de la obra
sin autorización de los editores.
Impreso y encuadernado en México.
Printed and bound in México

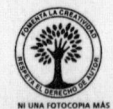

Contenido

Prólogo 7

Capítulo 1 11
Introducción: ¿En qué consiste la osteoartritis?

Capítulo 2 21
Si no es artritis, entonces, ¿qué puede ser?

Capítulo 3 41
Su visita al doctor

Capítulo 4 59
Terapia tradicional con base en medicamentos

Capítulo 5 75
Terapia alternativa

Capítulo 6 105
Terapia física

Capítulo 7 113
Un estilo de vida saludable

Capítulo 8 125
Tensiones para la salud

Capítulo 9 169
Terapia con base en inyecciones y cirugía

Capítulo 10 175
La conexión mente-cuerpo

Capítulo 11 181
Un futuro optimista

Conclusión 187

Prólogo

Un año atrás, Marie padecía artritis severa, pero mucho se habría sorprendido de haber podido ver hacia el futuro mediante una bola de cristal. Después de someterse a una combinación de medicamentos, imanes especiales y un programa de pérdida de peso, Marie lleva ahora una vida activa y normal. ¡No más sillas de ruedas o bastones para ella!

La historia de Marie es sólo un caso entre los cientos con éxito que hemos tenido de pacientes con casos agudos de artritis y a quienes otros doctores les habían indicado que tenían "que aprender a vivir con la enfermedad". ¿Pero cómo es que usted debe aprender a vivir con el dolor y la incapacidad derivados de la artritis si no hay necesidad de ello? ¿Por qué debería renunciar a su vida? ¿Por qué debería arriesgarse a sufrir más depresión, dolor y sufrimiento? La respuesta alentadora que le damos es que definitivamente usted NO deberá vivir con ese mal. No tiene por qué hacerlo.

Probablemente usted e incluso su doctor no estén al tanto de esto: la artritis no es una sentencia a cadena perpetua, y usted no está iniciando una condena en la cual el dolor cada vez va a ser más agudo. En lugar de ello, es muy posible que en la actualidad pueda reanudar una vida normal, utilizando una combinación de tratamientos tradicionales, opciones alternativas y acciones que puede emprender por sí mismo.

Hemos escrito este libro con el fin de poner a su alcance los nuevos boletines que necesita para enterarse de los más recientes medicamentos, procedimientos y opciones. Le explicamos

Prólogo

en qué consiste la artritis y cuáles son las enfermedades con las que mucha gente (y en ocasiones los doctores) la confunden. Nos referimos a las medicinas más eficaces que existen actualmente en el mercado y también exponemos una diversidad de "medicinas" naturales que funcionan para que usted pueda sentirse mejor.

Asimismo, abordamos una amplía gama de tratamientos que ayudan a la gente que padece artritis, desde masajes, fomentos calientes, baños de lodo, hasta los imanes especiales que tanto le ayudaron a Marie. Hemos pasado años aprendiendo todo cuanto hemos podido para aliviar el dolor de la artritis, y hemos podido aprender qué es lo que funciona y qué es lo que no funciona.

Algunas de las acciones que usted puede llevar a cabo pueden no parecer médicas, como es el hecho de perder peso. Probablemente todo doctor que usted ha visto le haya insistido sobre la importancia de perder peso. Le ofrecemos algunos ejercicios sencillos y divertidos que podría intentar, así como conocer el más reciente medicamento para la pérdida de peso, conocido como Redux.

También hablamos acerca del futuro. La clonación de células humanas es una técnica que de hecho ya es una realidad. Algunos doctores están rediseñando genéticamente células; extrayéndolas, asignándoles un ADN resistente a la artritis, y luego volviéndolas a integrar al paciente. En este caso estamos hablando de posibilidades de cura. Estos tratamientos aún están a unos años de que se utilicen de manera convencional; sin embargo, ya están en vías de implantarse.

El alivio del dolor no es un proceso inmediato, de un solo paso

A millones de personas les gustaría contar con un remedio rápido o una cura instantánea para la artritis. Tómese unas cuantas píldoras y su artritis y dolor desaparecerán. Y si bien sabemos que es posible aliviar el dolor de la artritis, generalmente hay más elementos involucrados que simplemente ingerir unas cuantas tabletas.

Por ejemplo, ¿tienen algún valor los productos de venta libre como el sulfato de glucosamina y el sulfato de condoitrina? En este libro abordamos los pros y contras de esta combinación de tratamiento para atacar la artritis, tan ampliamente discutida, así como otros síndromes. Asimismo, consideramos una amplia serie de otros tratamientos que pueden aliviar y, en algunos casos, reducir radicalmente los dolores y problemas asociados con la artritis.

La combinación adecuada para el alivio de la artritis

Sólo porque en la actualidad no podamos proporcionar una cura inmediata para la artritis *no* significa que no haya mucho que nosotros, y usted, pueda hacer en este momento. Hay mucho que podría hacer, así como también pedirle a su doctor que haga. En este libro le ofrecemos sugerencias prácticas que se pueden aplicar de inmediato. Nos damos cuenta que el camino que conduce a aliviar el dolor de la artritis crónica es una cerradura de combinación; y para aliviar el dolor, necesita dar con la combinación precisa de tratamientos que le corresponde.

El tratamiento exitoso también puede concebirse como un rompecabezas. Usted necesita contar con todas las piezas para poder tener el panorama completo.

Encuentre lo que funcione para usted

Nuestra finalidad es presentarle diversas piezas del rompecabezas, de manera que usted y su doctor puedan armar el cuadro correspondiente para el alivio de su dolor. Las piezas pueden comprender medicamentos tradicionales, cambios en su dieta, pérdida de peso, ejercicio, masaje, utilización de imanes o cualesquiera de más de dos docenas de otros tratamientos. El punto es que.el alivio de los dolores de la artritis se logra casi invariablemente mediante una combinación de distintas acciones. ¡Diseñe la solución ideal para el alivio de su artritis!

Lo importante es que no permita usted que nadie, y esto incluye a su propio doctor, lo deje a la deriva. Asuma el control de su propia vida. Marie así lo hizo, e igualmente lo han hecho cientos de nuestros demás pacientes. Lea este libro y siga nuestros consejos.

Introducción: ¿En qué consiste la osteoartritis?

La artritis es una enfermedad inflamatoria que afecta las articulaciones y que puede ser causa de dolores insoportables. A la osteoartritis se le ha designado como una enfermedad degenerativa e incluso se le ha llegado a llamar "enfermedad degenerativa de las articulaciones" (para fines de simplificación, designaremos a la enfermedad como "artritis" en la mayor parte del libro). La artritis no es un mal de la época moderna. De hecho, la artritis ha sido un problema para la gente de todo el mundo desde tiempos inmemoriales. Por lo menos catorce emperadores romanos experimentaron los dolores de la artritis. Y bien podríamos remontarnos hasta la época de la prehistoria y ver evidencias de artritis: los arqueólogos han encontrado artritis en los huesos de los moradores de las cavernas. Si usted sufre de artritis no está nada solo, pues sólo en los Estados Unidos cuarenta y un millones de personas la padecen.

Las buenas noticias son que usted y sus semejantes, hombres y mujeres, que padecen de artritis no sólo están ingresando a un nuevo milenio cronológico, sino también a un nuevo milenio de tratamientos, medicinas y estrategias para someter este problema. Algunos de los "nuevos" tratamientos, como la terapia magnética, dietas especiales y otras técnicas, ya eran populares hace muchos años, algunos incluso hace miles de años.

En este libro se describirá lo último y más destacado en tratamientos, medicinas, dispositivos y otras medidas curativas a fin de ayudarle a reintegrarse a una vida activa y saludable. Hablaremos acerca de lo que es la artritis y cómo se diagnostica. Describiremos otras enfermedades que en ocasiones se confunden con la artritis. Y, lo más importante, este libro le dará consejos prácticos e inmediatos sobre lo que puede hacer respecto a esta enfermedad, incluyendo el empleo de terapias tradicionales y medicamentos, así como tratamientos no tradicionales como la terapia magnética, terapia con base en vitaminas, biorretroalimentación y mucho más. Definitivamente existen más acciones que usted, en colaboración con su doctor, pueden emprender para mejorar su problema, suspender (o eliminar) el dolor, y reanudar una vida activa y saludable.

Antes que nada, conozcamos en qué consiste esta enfermedad.

Las articulaciones en los seres humanos

Consideremos la anatomía y fisiología de una articulación normal. Expondremos las características básicas de las articulaciones que típicamente se ven afectadas por la osteoartritis.

Una articulación es simplemente una estructura que permite que dos objetos se muevan independientemente hasta cierto grado. La bisagra de una puerta constituye un ejemplo de mecanismo sencillo aunque, obviamente, no se compone de tejido vivo. Las especificaciones de diseño para las articulaciones humanas son sumamente complejas.

La superficie de una articulación se conforma de una capa gruesa de cartílago sustentada sobre el hueso. A este material cartilaginoso se le denomina superficie articular. En el cartílago no hay vasos sanguíneos (los vasos sanguíneos suministran tejido vivo con los nutrientes esenciales y transportan los productos de desecho a otros sitios del cuerpo, donde finalmente pueden ser eliminados). El cartílago tampoco cu[enta con ex]tremos nerviosos, razón por la cual, aun cuando la[s partes] saludables de una articulación soportan un gran pes[o, no envían] mensajes de dolor al cerebro.

Si usted observa un cartílago bajo el microscopio, puede ver que está conformado por dos características: el condrociclo y la sustancia fundamental, llamada *matriz extracelular*. La sustancia fundamental se compone principalmente de agua (uno de los primeros cambios que se observan en la artritis es la pérdida de agua) y es un rayo tridimensional sumamente complejo de fibras de colágeno entrelazadas.

El colágeno es una proteína sumamente resistente que evita que se susciten deformaciones mayores en la sustancia fundamental al aplicarse presión normal a las superficies de las articulaciones. Unidas a esta estructura de fibras colágenas y cubriéndola, se encuentran los *proteoglucanos* y el *ácido hialurónico*. Éstas son moléculas de gran tamaño que mantienen el contenido y dirigen la distribución del fluido que circula por toda la superficie de la articulación.

Cuando se aplica presión a las articulaciones, las estructuras cartilaginosas se comprimen. Al cesar el movimiento, o relajarse el cuerpo, el cartílago puede reexpandirse. Esta compresión y relajación permite que el fluido portador de nutrientes circule libremente en la articulación. Este fluido está constituido por la *membrana sinovial,* la cual es una estructura sumamente delgada que recubre la cápsula de la articulación, de manera muy semejante a una manga o un tubo. Así, cuando estamos en movimiento, en realidad estamos alimentando nuestras articulaciones. Y, a la inversa, cuando dejamos de movernos, estamos privándolas de nutrientes.

La articulación debe ser capaz de soportar cientos de kilos de fuerza por periodos prolongados sin ocasionar dolor. Las superficies de la articulación deben poder moverse con bastante libertad unas contra otras. Esto se realiza en parte mediante el fluido sinovial, el cual recubre las superficies de las articulaciones y permite que haya movimiento con sólo una insignificante cantidad de fricción.

Estrechamente relacionadas con las articulaciones se encuentran los *tendones* y las *bolsas*. El sistema de lubricación de los tendones es similar al de las articulaciones. Las bolsas son estructuras pequeñas y colapsadas que permiten que la piel y el tejido subcutáneo se muevan con libertad sobre las articulaciones. Podrían compararse a un globo desinflado, con una capa delgada de agua que permite que las superficies opuestas de éste se muevan con libertad. Tanto los tendones como las bolsas intervienen en el proceso artrítico y pueden ser potentes generadores de dolor.

¿Qué es lo que funciona mal?

Hemos dicho desde el inicio que se desconoce la causa de la osteoartritis, pero esto no significa que no sepamos nada o que las teorías médicas no nos digan nada al respecto. La condición de la artritis parece ser un problema de mantenimiento, comparable con el mantenimiento de una fábrica eficiente. Una fábrica necesita materia prima, y sus productos de desecho requieren eliminarse. Los procesos adecuados de mezcla, acabado y reparación son aspectos bien conocidos del proceso de mantenimiento.

Este proceso de mantenimiento también se aplica a sus articulaciones. Se debe suministrar materia prima a los condrocitos, los cuales a su vez proporcionan el material necesario para la sustancia fundamental. Los condrocitos no sólo producen la sustancia fundamental, sino también encimas, las cuales ayudan a proteger la sustancia fundamental, y es una parte necesaria del reemplazo de "tejido desgastado".

Aún no sabemos qué es lo que provoca la cascada que lleva al proceso artrítico. A cualquier nivel, la articulación pierde líqui-

Introducción: ¿En qué consiste la osteoartritis?

do, y en las primeras etapas puede suscitarse cierto adelgazamiento del cartílago, el cual acaba finalmente por reblandecerse debido a la pérdida de fluido en la sustancia fundamental.

Debido al cambio de consistencia en el cartílago, se desarrollan pequeñas fisuras en éste. A medida que estas fisuras se hacen más profundas, se extienden hasta el hueso. Los condrocitos proliferan en un intento fallido de apuntalar el cartílago en deterioro.

Pronto se observan cambios en el hueso debajo del cartílago. A medida que éste se va viendo entrelazado, se suscita una densa calcificación en la superficie ósea, la cual puede empezar a adquirir una consistencia semejante al marfil (eburnación). La proliferación de hueso y cartílago propicia el surgimiento de espolones óseos (osteófitos). Los espolones óseos cambian la configuración de las articulaciones y pueden propiciar una deformidad mayor.

Estos cambios se ven acompañados de un adelgazamiento y con frecuencia de una inflamación en el fluido sinovial que recubre las cápsulas de las articulaciones. Todos estos procesos no sólo propician la deformación de la articulación, sino también diversos grados de pérdida del rango normal de movimiento. La cápsula de la articulación también se hace más delgada, lo cual limita aún más el movimiento.

Como las articulaciones ya no pueden moverse adecuadamente, los músculos que mueven a éstas se contraen y se debilitan, provocando todavía una mayor inestabilidad a la articulación. Debido a esta pérdida de movimiento e incapacidad para ejercitar en general, el proceso artrítico se caracteriza por ser autosustentable.

El dolor

Ya habíamos dicho que no existen fibras nerviosas en el cartílago de las articulaciones. ¿Entonces, de dónde proviene el dolor? Existen muchas estructuras que son sensibles al dolor. La membrana sinovial a menudo se inflama, y este proceso genera químicos que irritan nervios. El hueso bajo el cartílago es extremadamente sensible al dolor, y puede haber pequeñas fracturas en esta parte del hueso. Los espolones óseos contribuirían al estiramiento del *periósteo* (el recubrimiento de los huesos, tan sensible al dolor), y esto conducir a dolor severo. Los ligamentos, que son las estructuras f. brosas que fijan hueso con hueso, también pueden sufrir estiramiento, y resultar sumamente doloroso. La cápsula de la articulación puede inflamarse y estirarse, y los músculos que rodean esta masa adolorida a menudo se contraerán involuntariamente (en espasmos) a fin de reducir el movimiento sumamente doloroso de la articulación.

El deterioro progresivo de la articulación también puede provocar otros síntomas dolorosos que pueden no asociarse de inmediato con la artritis. Por ejemplo, el deterioro puede conducir a un nervio aprisionado en el cuello o en la espalda baja. La artritis de muñeca y tendinitis puede llevar al síndrome del túnel del carpo (compresión de un nervio er. la muñeca), y esto propiciar dolor nervioso en la mano, así como entumecimiento, debilidad muscular y pérdida de funcionamiento de la mano afectada. Los nervios espinales también pueden verse afectados en este espantoso proceso. El deterioro puede propiciar nervios aprisionados e incluso daño en la médula espinal. Agudos dolores de cabeza pueden ser provocados por proliferación de tejido debido a la artritis en las articulaciones pequeñas situadas en la parte superior de la espina.

¿Quiénes contraen la artritis?

En general, la artritis afecta a aquellas personas mayores de cuarenta años; resulta especialmente un problema para las personas de sesenta y setenta años. La osteoartritis es la causa más común de incapacidad en el mundo industrial.

Introducción: ¿En qué consiste la osteoartritis?

Más o menos hasta la edad de cincuenta y cinco años, la artritis tiene las mismas posibilidades de discapacidad, y la enfermedad afecta el mismo tipo de articulaciones en hombres y mujeres. Luego de los cincuenta y cinco años, la artritis de cadera es un tanto más común en hombres, mientras que la artritis en manos y rodillas suele ser más frecuente en mujeres. El espectro de este desorden puede variar ampliamente desde un ligero dolor en la mañana hasta la invalidez total.

Factores de riesgo

Un factor de riesgo es cualquier influencia interna o externa que parezca estar relacionada con una enfermedad dada, existen varios tipos de factores de riesgo para la artritis, incluyendo los de orden metabólico, genético, mecánico y relacionados con la edad. El factor de riesgo más poderoso para la artritis es evidentemente el de la edad. Otro factor de riesgo es el género: las mujeres son más propensas a experimentar ciertas formas de artritis, mientras que los hombres tienen que lidiar con otras. La edad y el género podrían combinarse para conformar factores de riesgo de peso. En un estudio realizado en mujeres, sólo el 2 por ciento de las que tenían cincuenta y cinco años presentaban algún indicio de osteoartritis; pero después de los sesenta y cinco, la incidencia era cercana al 70 por ciento.

Su propia estructura genética también puede determinar si usted, finalmente, se convertirá en una persona artrítica. Esto es sobre todo cierto en cuanto a los primeros tipos del surgimiento de este desorden.

Otro factor de riesgo en el caso de la artritis es el que usted sufra alguna lesión en sus articulaciones, ya sea debido a un traumatismo mayor o debido al uso repetitivo de determinada articulación. Como consecuencia, los atletas se encuentran en riesgo de contraer artritis a una edad relativamente temprana.

Los boxeadores tienden a desarrollar artritis en las manos, mientras que los bailarines de ballet tienden a experimentar artritis en los tobillos como una consecuencia común de su actividad.

También es cierto que las fracturas óseas que comprenden articulaciones por lo general conducen a la artritis. Estudios realizados en trabajadores textiles han demostrado que los obreros tienden a desarrollar artritis, sobre todo en aquellas articulaciones que utilizan repetidamente en sus tareas específicas. Esto también se ha observado en los operadores de martillos neumáticos y personas que laboran en minas de carbón, entre otros.

El peso es evidentemente un factor importante. Es obvio que ser una persona pasada de peso puede provocar artritis o exacerbarla, y esto parece ser especialmente cierto en el caso de las articulaciones de las rodillas y más en el caso de mujeres que de hombres.

La obesidad es un factor de riesgo "modificable": si bien no podemos modificar nuestros genes o nuestra edad, ciertamente si podemos cambiar la dimensión de nuestras cinturas. Agregue diez, quince o más kilogramos a un sistema ya de por sí sometido a una gran presión y ¡tendrá un grave problema! Pero, a la inversa, perder esos kilos de más y quitar un peso a sus articulaciones puede ayudar considerablemente. Sin embargo, es preciso reconocer que para muchas personas perder peso puede ser una tarea muy difícil.

Fumar puede ser un factor. También existe cierta controversia en cuanto a si el fumar constituye un factor directo de la artritis. Nosotros consideramos que sí lo es. Ciertamente es un factor de riesgo para cuando menos un tipo de desorden de columna: la enfermedad degenerativa de disco. Fumar también

Introducción: ¿En qué consiste la osteoartritis?

puede asociarse a un estilo inactivo de vida y debilidad muscular, ambos factores de riesgo para la progresión de la osteoartritis.

Otros factores de riesgo. Tal como lo mencionamos antes, una lesión anterior de una articulación puede ser causa de artritis. La gota y otros procesos inflamatorios pueden provocar este tipo de lesión, la cual, a su vez, puede derivar en artritis. Una hemorragia en una articulación puede provocar una inflamación severa, y esto desembocar en artritis. Un ejemplo extremo de hemorragia de articulación es las deformidades que de este tipo se observan en personas que padecen hemofilia.

Aquellas anormalidades de alineación de articulación no detectadas y por lo tanto sumamente sutiles que usted pueda tener de nacimiento también puede conducir a padecimientos futuros de artritis.

El ejercicio es esencial

La ciencia ha demostrado más allá de toda duda que si usted no hace ejercicio, envejecerá antes de tiempo. La lista de consecuencias de no ejercitamos con regularidad incluye las siguientes, pero sin verse limitada a ellas:

- Casos más severos de artritis.
- Elevada presión arterial.
- Elevados niveles de azúcar y colesterol en la sangre.
- Depresión e insomnio.
- Mayor riesgo de contraer infecciones y algunos tipos de cáncer debido al desequilibrio del sistema inmunológico.
- Mayor riesgo de enfermedades coronarias y apoplejias.
- Mayor riesgo de sufrir caídas con lesiones graves, como fracturas óseas o hemorragia intracraneana.
- Obesidad.

☞ Circulación deficiente en extremidades.

Ahora que ya cuenta con cierta información básica acerca de la artritis, avancemos al siguiente capítulo y todas esas enfermedades diferentes que pueden confundirse (y de hecho se hace) con la artritis.

Si no es artritis, entonces, ¿qué puede ser?

Si usted está padeciendo de dolor proveniente al parecer de una o más de sus articulaciones, es probable que su padre, hermana, o bien su mejor amigo, le digan que así es exactamente como ellos se sienten también; que se trata de artritis. Continúe amando a sus familiares y amigos y agradézcales la información que le han proporcionado; luego, pídale a su doctor que le ayude a encontrar el motivo de su problema. Existen muchas otras enfermedades que presentan síntomas semejantes a la artritis, y usted necesita saber en qué consiste su verdadero problema. Si tiene una enfermedad que no es artritis, tal vez requiera un tratamiento que difiere mucho del que necesitaría una persona con artritis.

Cuando usted acude ante su médico debido al dolor que está experimentando en sus articulaciones, éste se encargará de revisar su historial médico (o bien de tomarlo, si el doctor es la primera vez que lo ve), y en seguida procederá a examinarlo. Es probable que también le solicite hacerse algunos estudios. Entonces el médico considerará una diversidad de problemas médicos que pueda usted tener: a esto se le denomina un "diagnóstico diferencial", dado que el doctor está excluyendo o tomando en cuenta las enfermedades que parecen encajar en el patrón de sus padecimientos. Este capítulo cubre las enfermedades que más se asemejan y que más probablemente llegan a confundirse con la osteoartritis.

Artritis reumatoide

La artritis reumatoide es otra condición artrítica, y es éste el padecimiento que las personas que no son doctores confunden con mayor frecuencia con la osteoartritis. Puede ser una enfermedad muy severa que afecta no sólo las articulaciones, sino también muchos otros sistemas de órganos. Generalmente, se presenta cuando la persona alcanza la edad de los cuarenta años. Es una condición poderosamente genética, si bien en el caso de los gemelos idénticos no siempre se presenta esta enfermedad en ambos, de modo que ciertos factores ambientales deben también jugar un papel en su desarrollo.

Aparentemente la enfermedad se inicia en la membrana sinovial, donde tiene lugar una inflamación intensa para luego extenderse hacia el cartílago. El cartílago y el hueso se erosionan, y a menudo las articulaciones se deforman en alto grado. La artritis reumatoide se considera como una de las enfermedades autoinmunológicas, lo que significa que el cuerpo crea anticuerpos (proteínas que combaten a las enfermedades), pero que son erróneamente dirigidas hacia el cuerpo de la persona y no hacia la bacteria o enfermedad.

El problema puede dañar a muchas otras partes del cuerpo, aparte de las articulaciones. La artritis reumatoide puede llevar a serias enfermedades de la piel, pulmones, corazón y arteria. Incluso puede propiciar una condición letal, pericarditis, que es la inflamación y la acumulación de líquido alrededor del corazón. También puede llegar a afectar la médula espinal.

El diagnóstico de la artritis reumatoide se basa esencialmente en el historial del paciente y en el examen médico. El paciente por lo general presenta una inflamación simétrica (igual en ambos lados) de las pequeñas y grandes articulaciones de brazos y piernas. Pequeños nudos por debajo de la piel (nódulos subcutáneos) también ayudan a que el doctor haga el diagnóstico. Otro síntoma es la presencia de un anticuerpo anormal en la sangre, conocido como factor reumatoide, o sea, células anormales en el fluido sinovial. Mediante rayos X también pueden confirmarse estos hallazgos.

El control del dolor y la reducción de la inflamación son aspectos prioritarios en el tratamiento de la artritis reumatoide. Tal vez algún paciente pueda requerir terapia física, y, en ocasiones, se necesita efectuar sustitución de articulaciones.

A menudo se utilizan medicamentos antiinflamatorios no esteroidales (NSAIDs, por sus siglas en inglés) para tratar la artritis reumatoide. Estas medicinas no impiden la destrucción progresiva de la articulación; sin embargo, pueden contribuir a aliviar los problemas de la inflamación y controlar el dolor. Los esteroides Son otra forma de medicamento que se utiliza para tratar este desorden. El problema con los esteroides es que puede originar osteoporosis, y tienen además otros efectos colaterales.

Las buenas noticias son que en un futuro cercano podrá estar disponible una nueva categoría de medicamentos llamados "modificadores de respuesta biológica", para el tratamiento de esta enfermedad. Este medicamento se administraría por medio de inyecciones y bloquearía la cascada de inflamación al nivel de la articulación. Estos nuevos agentes, genéticamente diseñados, pueden modificar dramáticamente el tratamiento de este desorden destructivo.

Lupus eritematoso sistémico (lupus)

Al igual que la artritis reumatoide, el lupus eritematoso sistémico puede ser una enfermedad devastadora. No sólo afecta las articulaciones, sino también muchos otros tejidos, y puede ser fatal. La mayoría de las personas que padecen este desorden son mujeres entre los veinte y cuarenta años, y es un tanto más común en mujeres afroamericanas.

El síntoma más evidente del lupus es un sarpullido de "mariposa" que aparece sobre el puente de la nariz, mentón y mejillas, en la forma general de mariposa. Esencialmente, todos los sistemas de órganos, incluyendo el sistema nervioso central, pueden verse afectados por este desorden. Las articulaciones de manos y pies, así como de las muñecas y rodillas se ven fundamentalmente dañadas. Con esta enfermedad son más bien raras las deformidades severas de las articulaciones. El empleo crónico de esteroides puede propiciar aguda debilidad muscular y ósea.

Si el cerebro se ve afectado, pueden sobrevenir ataques, demencia e incluso psicosis. Como en el caso de la artritis reumatoide, el lupus parece ser una enfermedad autoinmune. Los pacientes casi siempre presentan una profunda fatiga y dolores en articulaciones y músculos, y también pueden tener artritis intermitente. Existen diversos tratamientos, que van desde administración de medicamentos, esteroides y quimioterapia, hasta ejercicio, dietas y modificaciones en el estilo de vida.

Esclerosis sistémica (escleroderma)

La escleroderma es otro desorden multiorgánico en el cual existe un incremento en la cantidad de tejido conectivo correoso (fibrosis) en la piel, órganos abdominales, vasos sanguíneos, corazón, pulmones y riñones. Los pacientes con esta enfermedad pueden tener vasos sanguíneos anormales en la piel, así como calcificación irregular en muchos órganos, y pueden también sufrir problemas mayores con el esófago, teniendo problemas para deglutir los alimentos.

En las etapas iniciales de esta enfermedad, los dedos y las manos se hinchan, lo cual también puede suceder con cara y piernas. Esta hinchazón tiende a adquirir una consistencia muy firme. Más de la mitad de los pacientes con este desorden se quejan de tener dolor, rigidez e hinchazón en los dedos y en ambas rodillas simétricamente. También pueden llegar a desarrollar síntomas del síndrome del túnel del carpo. La debilidad muscular a menudo es una característica de este desorden. Las pruebas de sangre a menudo revelan la presencia de un anticuerpo anormal y específico.

El fenómeno de Raynaud es una característica común de este desorden. En este caso, el paciente primero experimenta hinchazón en los dedos. Cuando se ve expuesto al frío, los vasos sanguíneos de los dedos e incluso la punta de la nariz y los lóbulos de la oreja, de pronto se contraen (se cierran). Al principio, estas áreas se tornan sumamente blancas, y luego adquieren un tono azulado. Posteriormente, del azul se pasa a una coloración roja, a medida que la sangre regresa a la región.

El tratamiento con base en medicamentos, para este desorden, deja mucho que desear y por lo general genera efectos colaterales mayores. Un aspecto curioso es que el fenómeno de Raynaud, antes descrito, a menudo puede mejorarse entrenando al paciente en retroalimentación.

Dermatomiositis y polimiositis

La polimiositis es una enfermedad que por lo general ataca los grandes músculos a la altura de caderas y glúteos, así como los grandes músculos en la zona de los hombros. Al parecer se trata de una enfermedad autoinmune y frecuentemente se asocia con un característico sarpullido cutáneo de color lila que aparece en párpados, puente de la nariz y mejillas, y que también puede presentarse en la matriz de las uñas y en las manos.

Cuando se presenta sarpullido, la condición recibe el nombre de dermatomiositis.

Los pacientes pueden experimentar debilidad e incluso dificultad para deglutir y respirar. Sólo el 10 por ciento de estos pacientes sufren dolor severo, y fundamentalmente ocurre en glúteos, muslos y la porción inferior de las piernas, sobre todo en pantorrillas. Una versión particularmente seria de esta enfermedad comprende al músculo del corazón y puede ser fatal.

La enfermedad puede desarrollarse de repente o en el transcurso de varios meses. Alrededor del 10 por ciento de los casos, los afectados desarrollan una malignidad. En aproximadamente un tercio de los casos, también surgen otros desórdenes de tejido conectivo, como artritis reumatoide, enfermedad mixta del tejido conectivo, escleroderma o lupus. El tratamiento suele basarse esencialmente en la administración de esteroides.

Enfermedad mixta del tejido conectivo

Esta enfermedad es un síndrome que por lo general se presenta cuando el individuo está cerca de los cuarenta años, y aproximadamente el 80 por ciento de los pacientes son mujeres. La mayoría de los pacientes presenta articulaciones hinchadas en las manos, lo que hace que sus dedos adquieran apariencia de salchichas. Pueden suscitarse diversos tipos de sarpullido. Y si bien es una forma de artritis, no constituye una osteoartritis. Puede semejar casos no severos de artritis reumatoide.

Con la enfermedad mixta del tejido conectivo también se presenta cierta debilidad muscular, y los pacientes llegan a experimentar deficiencias en el funcionamiento de su esófago. Con frecuencia este desorden se ve complicado por una aguda enfermedad pulmonar. Suelen utilizarse esteroides para el tratamiento de esta enfermedad.

Síndrome de Sjogren

Constituye otro ejemplo de enfermedad autoinmune, y también es una forma de artritis. Con esta enfermedad, los glóbulos blancos (células sanguíneas blancas) infiltran las glándulas lagrimales y salivales, provocando una resequedad extrema en ojos y boca. Este desorden lo padecen sobre todo mujeres de edad madura (con una proporción de nueve mujeres por cada hombre).

Aproximadamente un tercio de estos pacientes presentarán otros síntomas, como fatiga, dolor muscular y dolor en múltiples articulaciones. La artritis que se presenta con este desorden rara vez es de naturaleza debilitante o destructiva.

Ningún tipo de tratamiento ha demostrado poder alterar el curso del síndrome de Sjogren. En lugar de ello, la terapia se dirige a evitar las enfermedades relacionadas con la resequedad de los ojos, como puede ser la ulceración de la córnea.

Espondilitis anquilosante

Ésta es una enfermedad inflamatoria que afecta sobre todo la columna vertebral, y, en raros casos, las articulaciones de brazos y piernas. Los hombres son tres veces más propensos que las mujeres a contraer este mal, y los síntomas suelen presentarse entre la etapa de la adolescencia y un poco después de los veinte años.

En el 90 por ciento de estos casos el desorden se asocia con un gene especial (HLA-B27). Un agudo dolor en la espalda baja suele ser la característica principal de la espondilitis anquilosante. Con este mal ocurre un significativo deterioro de las articulaciones, las cuales, finalmente, acaban por obliterarse. Con este desorden, son característicos los hallazgos mediante rayos X.

Si bien ésta es una enfermedad progresiva y severa, la mayoría de los afectados pueden seguir desempeñándose en su trabajo, y este desorden por lo general no acorta la vida del individuo. El tratamiento es en esencia sintomático y por lo general se utilizan medicamentos no esteroidales y antiinflamatorios. Una terapia con base en ejercicios también puede desacelerar la progresión de la rigidez. Puede requerirse una sustitución total de cadera y esto a menudo propicia una enorme mejoría en el estado general del paciente, incluyendo la movilidad y el alivio del dolor.

Síndrome de Behcet

Es un desorden más bien raro que por lo general provoca agudas ulceraciones de la boca. Otros de sus síntomas son úlceras recurrentes en la zona de los genitales y varios otros lugares, incluyendo la piel y los ojos. Puede presentarse también artritis y afectar sobre todo las articulaciones de tobillos y rodillas; sin embargo, por lo general no provoca deformaciones. A diferencia de otras enfermedades, ésta suele disminuir con la edad.

Los esteroides a menudo son el tratamiento esencial para este desorden. Si los ojos se ven afectados, esto puede llevar a una ceguera rápidamente progresiva.

Síndrome de Reiter (artritis reactiva)

El síndrome de Reiter es una condición inflamatoria en la cual la artritis puede ser un síntoma muy severo, y ésta puede atacar las grandes articulaciones sustentadoras del peso, especialmente en rodillas y tobillos. Otras características de este desorden incluyen inflamación de la uretra o de la vesícula, así como inflamación de los ojos; también puede haber lesiones que afecten las membranas mucosas de la boca y la piel.

El gene HLA-B27, que se mencionó antes con relación a la espondilitis anquilosante, está presente en el 80 por ciento de los pacientes blancos que padecen este desorden. El síndrome de

Reiter también se conoce como "artritis reactiva", debido a que surge al presentarse una infección como la gastroenteritis o una enfermedad venérea como una infección clamidial.

La artritis que acompaña este desorden puede ser muy dolorosa y a menudo el paciente presenta articulaciones severamente hinchadas y muy calientes. Las recurrencias de esta enfermedad son comunes e incluso pueden ser permanentes, lo cual sucede sobre todo en el caso de las articulaciones. Los medicamentos antiinflamatorios no esteroidales frecuentemente se utilizan para tratar este desorden. Al parecer también los antibióticos desempeñan un papel en el tratamiento de esta enfermedad, y así reducir la probabilidad de la recurrencia.

Polimialgia reumática y arteritis de células gigantes (artritis temporal)

Probablemente estos dos desórdenes constituyan el espectro de una enfermedad. Los pacientes que los desarrollan generalmente tienen más de cincuenta años y tienen en común algunas serologías sanguíneas.

Los pacientes que padecen polimialgia reumática generalmente sufren de fatiga, así como también fluctuaciones de fiebre y pérdida de peso. Generalmente se quejan de dolor y rigidez en el área de la articulación acromio-clavicular y acromiopelvical. También pueden tener dificultades para mantener los brazos por arriba de los hombros, y les resulta doloroso vestirse y peinarse. También pueden experimentar incomodidades en rodillas y muñecas. Pueden llegar a presentar anemia.

En general, los pacientes responden muy bien a esteroides en bajas dosis, casi siempre de 10 a 20 mg por día. Una vez que se logra un método terapéutico, por lo general el medicamento se va retirando gradualmente. El tratamiento suele durar de seis a veinticuatro meses.

La arteritis de células gigantes afecta las medianas y grandes arterias. La arteria temporal, una arteria más o menos grande que nutre el cuero cabelludo, a menudo se ve atacada. Esta arteria no es esencial y un cirujano puede removerla fácilmente y examinarla al microscopio, conduciendo así a un diagnóstico de este desorden. Aproximadamente la mitad de estos pacientes también presentarán polimialgia reumática. Esta enfermedad es mucho más seria que la arteritis de células gigantes, ya que puede afectar arterias del cráneo y los ojos y propiciar ceguera.

Los pacientes por lo general sufren agudos dolores de cabeza y también pueden experimentar dolor en la mandíbula, el cual se agudiza al hablar o masticar. Esta enfermedad responde muy bien a dosis más o menos elevadas de esteroides, generalmente en el rango de 60 mg por día. Luego de que se consigue un alivio sintomático alrededor de seis a ocho semanas, el medicamento puede irse retirando gradualmente.

Los pacientes que padecen este desorden generalmente presentan un índice de sedimentación de eritrocitos elevado, lo que constituye una medida no específica de la respuesta inmune.

Artritis gotosa

La gota es una enfermedad en la que se presentan elevados niveles de ácido úrico. El 90 por ciento de los pacientes que padecen este desorden son hombres, y la mayoría pasan de treinta años. También existe un componente hereditario muy marcado en relación con esta enfermedad. Cuando las mujeres se ven afectadas por la gota, por lo general se presenta después de la menopausia.

Esta enfermedad al parecer está relacionada con la cristalización de ácido úrico en las articulaciones. Esto lleva a una severa reacción inflamatoria. La cristalización del ácido úrico también puede propiciaría aparición de nudos en otros tejidos.

El desorden se presenta de improviso y en forma extremadamente aguda, por lo general durante la noche (una dolorosa forma de despertarse). La gota por lo general ataca una articulación, casi siempre la base del dedo gordo del pie Este dedo puede lucir sumamente hinchado, e incluso el solo tocar esta articulación resulta en extremo doloroso. Es imposible que el dedo gordo del pie pueda soportar cualquier peso durante un ataque agudo de artritis gotosa. Otras zonas afectadas incluyen los pies, tobillos y rodillas. De vez en cuando más de una articulación puede verse afectada durante un ataque. También puede presentarse fiebre.

La gota responde muy bien a los medicamentos antiinflamatorios no esteroidales y a la colquicina. Los romanos en la antigüedad utilizaban ésta para tratar la gota, y el primer uso de que se tiene conocimiento se adjudica al médico del siglo V, Jacob Psychristus, ¡hace cerca de 1 500 años!

Condrocalcinosis y pseudogota

La condrocalcinosis implica la presencia de sales de calcio en el cartílago de las articulaciones. A menudo puede demostrarse mediante rayos X. Este tipo de desorden por lo general es genético y puede verse en compañía de otras enfermedades, como desórdenes tiroidales y diabetes.

La pseudogota es una enfermedad que por general afecta a individuos mayores de sesenta años, por lo general recurre con regularidad y aparece de repente con gran severidad. Sólo rara vez se presenta acompañada de artritis crónica. Casi siempre las articulaciones son sumamente suaves y cálidas y el fluido que se obtiene de éstas presenta un tipo especifico de pirofosfato de calcio cristalizado.

Las terapias a menudo incluyen tratamiento con base en calor y frío una combinación estándar de terapia física, y varios medicamentos. Los diferentes tipos de terapias físicas "tradicionales" se abordarán más adelante.

Capítulo 2

Psoriasis

La psoriasis es una condición dermatológica común que puede afectar a dos terceras partes de la población. La enfermedad es una reacción inflamatoria, y comprende varios tamaños de erupciones de placas rojas que contrastan marcadamente con la piel circundante. A menudo se aparece sobre las lesiones un material escamoso, de color plateado, que puede dar o no comezón. Con frecuencia se ven afectados codos, rodillas y cuero cabelludo y también pueden presentarse serias deformaciones en las uñas.

Puede surgir un amplio espectro de problemas artríticos en pacientes con psoriasis. De vez en cuando, la artritis es severa y lleva hacia una destrucción más o menos acelerada de las articulaciones afectadas. El componente artrítico de la psoriasis por lo general se limita a la espina dorsal. Los agentes quimoterapéuticos, como el metrotexato, por lo general se emplean para tratar este desorden, así como varios medicamentos locales como los esteroides.

Enfermedad ósea de Paget (osteítis deformante)

Un profundo dolor en los huesos suele ser el primer síntoma de este desorden. La enfermedad de Paget parece estar relacionada con una destrucción ósea excesiva, lo cual propicia deformidades significativas en los huesos. A menudo, el característico crecimiento adicional óseo se puede apreciar en un examen de rayos X. La enfermedad lleva a un agrandamiento de la cabeza, lo cual puede interferir con el canal auditivo y provocar sordera. La tibia (el hueso grande de la pantorrilla) también se dobla hacia el exterior, y la porción media de la espina dorsal se curva cada vez más hacia adelante. Pueden suscitarse fracturas de estos huesos anormales aun cuando el traumatismo no sea tan severo. Este desorden frecuentemente se ve acompañado por dolores de cabeza, y puede haber una mayor emisión de calor sobre los huesos afectados debido al incremento en la cantidad del flujo sanguíneo.

Si no hay síntomas que reporte el paciente, entonces no se requiere tratamiento alguno. Sin embargo, si el paciente se queja de dolor, a menudo resulta eficaz inyectar subcutáneamente una hormona (calcitonina). En la actualidad también se dispone de un spray nasal. También pueden ayudar los bisfosfonatos (productos químicos que restringen la destrucción ósea). Están disponibles en forma oral; sin embargo, la medicación por lo general no se utiliza más allá de seis meses, debido a los cambios que se suscitan en la mineralización del hueso.

Artritis infecciosa

Ésta es una infección de la articulación debida a la presencia de bacterias en el interior de la articulación; provoca un proceso inflamatorio intenso y doloroso. La enfermedad se presenta en aquellas personas que previamente se han lastimado una articulación. También se puede apreciar en personas que abusan de las drogas por vía intravenosa.

La causa bacterial más común de la artritis infecciosa es *Staphyulococcus aureus*. Por lo general existe una infección adicional fuera de la articulación, y el paciente hallarse sumamente enfermo. Por lo general a este tipo de infección aguda le sigue una artroscopía (procedimiento quirúrgico en el cual la superficie de los huesos es examinada por un cirujano). La infección también puede sobrevenir al efectuarse cirugía de reemplazo de articulaciones. Se trata de una condición muy seria, y puede llegar a ser fatal, sobre todo en casos no atendidos.

La artritis gonococal es otro agudo síndrome artrítico infeccioso, y es la causa más común de artritis infecciosa en las áreas urbanas. Esta enfermedad puede presentarse en individuos por demás saludables, a diferencia de otras formas de artritis infecciosas descritas antes. Muchas personas ignoran que es posible tener gonorrea sin la presencia de sus síntomas, y que puede atacar tejidos fuera de los genitales, incluyendo la garganta y la zona rectal.

Aproximadamente el 50 por ciento de quienes padecen esta enfermedad también presentan una severa infección en una articulación. Previamente a esto, pueden haber experimentado esporádicamente dolor en otras articulaciones.

Los pacientes afectados por este desorden deberán ser hospitalizados y tratados con antibióticos por vía intravenosa. Los síndromes virales también pueden afectar a las articulaciones. Paperas, hepatitis y otros virus pueden propiciar una artritis asociada a la infección. Por lo general no existe una terapia específica para tratar tal tipo de artritis; y más bien, cuando la infección cede, la artritis se alivia.

Fibromialgia (fibrositis)

Se trata de un desorden más o menos difundido; sus síntomas incluyen dolor difuso en el sistema musculoesquelético, así como rigidez, falta de estamina y dificultad para lograr un sueño reposado. De vez en cuando pueden presentarse síntomas de entumecimiento y hormigueo, sobre todo en mujeres en edades de veinticinco a cuarenta y cinco años.

Se ignora la causa de la fibromialgia pero puede estar relacionada con una perturbación en determinados segmentos del ciclo normal del sueño. El estrés, enfermedades médicas no relacionadas, desórdenes de la glándula tiroides, y traumatismos a menudo se han mencionado como mecanismos desencadenantes de la fibromialgia. Se le ha descrito también en la infección del VIH, así como en la enfermedad de Lyme.

Las personas afectadas por la fibromialgia se sienten fatigadas la mayor parte del tiempo, y se encuentran sumamente rígidas, sobre todo en la mañana, si bien en la mayoría de los casos su condición mejora al avanzar el día.

Los pacientes presentan áreas específicas sumamente suaves al presionarse localmente. A menudo estas partes suaves (puntos de activación) irradian hacia otras áreas cercanas. Las áreas suaves se hallan en la musculatura de soporte del cuello, así como en muchos otros sitios, especialmente en la articulación acromio-clavicular. Por lo general no se trata de una condición seria en términos de incapacidad significativa. Puede ayudar la administración de calor, masaje e incluso inyectar las zonas suaves en combinación con anestesia local, así como un programa bien diseñado de ejercitación. Los hábitos de sueño también deberán examinarse.

Enfermedad de Lyme (borreliosis de Lyme)

Se trata de una enfermedad infecciosa provocada por una espiroqueta (una forma de bacteria similar a la sífilis) que se transmite a los seres humanos por piquetes de garrapata. La enfermedad casi siempre sigue un curso que consiste en tres etapas más o menos bien definidas.

En la primera etapa el paciente presenta síntomas similares a la gripe así como un sarpullido característico (*erythema migrans*). Los síntomas semejantes al resfriado común se aprecian en alrededor de la mitad de los pacientes y por lo general también incluye dolor muscular difuso e incluso escalofríos y fiebre. El sarpullido por lo general aparece más o menos una Semana después del piquete del insecto, pero puede no presentarse durante todo un mes. Una pequeña lesión plana o quizá ligeramente elevada aparece en el lugar de la picadura. En el transcurso de varios días, esta lesión empieza a desaparecer del centro hacia la periferia. Alrededor del 20 por ciento de las personas que desarrollan la enfermedad de Lyme no se percatan de dicha lesión. Estos síntomas dejan de aparecer al cabo de un mes.

La segunda etapa marca el desplazamiento de la espiroqueta a través de la sangre o el sistema linfático hacia otros órganos, por lo general unas semanas más tarde. Los síntomas pueden presentarse en la piel, el sistema nervioso y el sistema musculoesquelético. A menudo se presenta dolor de cabeza y rigidez en el cuello, así como dolor en tendones, músculos y articulaciones. Fatiga extrema y una sensación general de malestar suelen ser síntomas comunes. Durante esta etapa puede ocurrir una seria enfermedad cardiaca, y algunos pacientes llegan a sufrir lesiones nerviosas o meningitis, e incluso llegar en ocasiones a desarrollar una infección cerebral (encefalitis).

La tercera etapa puede sobrevenir mucho tiempo después, incluso años después de haber contraído la infección. Hasta el 60 por ciento de los afectados por la enfermedad de Lyme desarrollarán más tarde problemas musculoesqueléticos. Esos síntomas pueden ser muy variables en naturaleza e implicar un severo dolor en las articulaciones y en las áreas que rodean a éstas, así como artritis severa de las grandes articulaciones.

Los antibióticos a menudo son eficaces para tratar muchos síntomas, pero no con frecuencia los problemas artríticos.

Síndromes de sobreuso
(lesiones de esfuerzo repetido)

Ciertas lesiones parecen estar asociadas con el uso repetitivo de partes específicas del cuerpo. Esto puede propiciar aprisionamientos de nervios como el síndrome del túnel de carpo, pequeñas fracturas en los huesos, a menudo de los pies, así como tendinitis y bursitis.

Cuando el músculo se halla implicado, al parecer la utilización de éste rebasa su propia capacidad de repararse, lo cual propicia la destrucción y el dolor del músculo en cuestión.

La terapia por lo general consiste en dar reposo al área afectada, en combinación con diversos tipos de tratamientos, incluyendo masaje.

Síndrome de dolor miofacial

En realidad este término no describe algún dolor que usted sufra en el rostro; más bien, se refiere a la dolencia crónica relacionada con un músculo y su recubrimiento (fascia). Generalmente, sobreviene en respuesta a una lesión en la cual las fibras musculares sufren un desagarre, como en el caso de la lesión de latigazo.

El dolor continúa debido a los espasmos musculares, los cuales son puntos activadores en los músculos. Esta lesión puede ser sumamente difícil de tratar, si bien con frecuencia responde a cuidados quiroprácticos, terapia física, masaje y medicamentos. Frecuentemente, las inyecciones de un anestésico local en estos puntos activadores son eficaces. A menudo los ejercicios de estiramiento y fortalecimiento son útiles para ayudar a reducir el dolor que viene asociado con este síndrome.

Síndromes de aprisionamiento de nervios

La lesión de nervios de la mano (síndrome del túnel del carpo) puede ocasionar dolor en muñeca y mano, y esto llegar a confundirse con osteoartritis. El síndrome de aprisionamiento de nervios se asocia a la debilidad y adormecimiento de la mano. Los síntomas son más severos durante la noche y puede despertar a la persona en medio de un sueño profundo.

Un síndrome similar, el síndrome tarsal, se relaciona con un nervio aprisionado cerca del tobillo. Los síntomas de este problema incluyen irradiación de dolor hacia el muslo o al pie. Esta enfermedad suele confundirse con la enfermedad artrítica de pie y tobillo.

Los nervios aprisionados en el cuello frecuentemente irradian hacia el hombro y pueden ser motivo de confusión en el diagnóstico. En estos casos es muy común que los individuos desarrollen dolor de hombros y experimenten una disminución en el uso del hombro afectado.

Capítulo 2

El dolor cuya fuente son las articulaciones inferiores de la espina dorsal (articulaciones de la fosa) puede aparecer como dolor de cadera. Al fenómeno de dolor que aparece en un punto diferente al de su fuente se le denomina dolor reflejo. La gente que se queja con sus doctores de dolor de cadera en realidad puede tener un problema de espalda. El síndrome de fosa (inflamación en la articulación de la fosa) con frecuencia responde al ejercicio, al fortalecimiento muscular, modificación de las actividades e inyecciones locales.

Síndrome de la pierna inestable

Este síndrome es una condición que puede afectar hasta el 15 por ciento de la población. Al igual que la osteoartritis, es un desorden común y deberá considerarse en aquellos individuos que se quejan de dolor en las piernas. Los pacientes que padecen desórdenes nerviosos (polineuropatia) a menudo se considera que tienen síndrome de la pierna inestable, siendo que en realidad lo que tienen es calambres relacionados con la enfermedad nerviosa.

El síndrome de la pierna inestable puede presentarse a cualquier edad, pero casi la mitad de los pacientes reportan tener algunos síntomas antes de los veinte años. Alrededor de dos terceras partes de los que describen síntomas consistentes con este síndrome dicen que éstos se agravan con la edad. Por lo general el síndrome de la pierna inestable afecta a ambas piernas. Quienes lo padecen se quejan de tener una sensación desagradable en las piernas. Tal vez no se refiera como un dolor, si bien algunos pacientes pueden decir que experimentan un malestar profundo, severo, en ambas piernas. Los pacientes a menudo dicen sentir una sensación de hormigueo y un entumecimiento acompañado de hormigueo, así como un calor y comezón en el área. Logran aliviar esto un poco moviéndose de aquí para allá. Las sensaciones se agudizan al atardecer y al entrar la noche, y la gente que padece de este síndrome siente la necesidad de mover las piernas.

A los pacientes les cuesta mucho trabajo tener un sueño reparador durante la noche y a menudo tienen movimientos repetitivos de las piernas mientras se hallan dormidos (lo cual puede detectarse mediante una evaluación de la rutina del sueño). El síndrome de la pierna inestable puede observarse en diversas condiciones, incluyendo deficiencia de vitamina B_{12}, mal funcionamiento de los riñones, mal de Parkinson, embarazo y nervios aprisionados en la espalda baja.

El tratamiento para el síndrome de la pierna inestable incluye la corrección del problema subyacente en caso de detectarse; asimismo, existe disponible una diversidad de medicamentos, y usted deberá preguntar a su doctor cuál es el adecuado para usted. Los neurólogos y especialistas en sueño tienen una gran experiencia para tratar con este tipo de desorden.

Una vez que ha entrado en contacto con todas esas enfermedades que pueden presentar síntomas análogos a los de la artritis, hablaremos acerca de cómo juntos, usted y su doctor, pueden dar con el diagnóstico correcto y qué puede hacer al respecto.

Su visita al doctor 3

Supongamos que usted no cuenta con un doctor. Tal vez es nuevo en la ciudad, o bien su médico se jubiló y usted no tiene idea de dónde pudieron haber sido enviados sus expedientes médicos. Usted está al borde de la histeria pensando que puede tener artritis, y, además, ¡es presa de un agudísimo dolor!

Cuando usted está a punto de tener un ataque de artritis, es probable que se sienta tentado a abrir el directorio y buscar cualquier nombre que aparezca en la lista de "Doctores". Sin embargo, ¡contenga este impulso! En lugar de ello, tome algunos analgésicos convencionales, y una vez que se haya recuperado lo suficiente como para usar su habitual buen juicio, siga los lineamientos que se expolien en este capítulo. (Si el dolor es muy severo, diríjase a la sala de emergencias de algún hospital.)

En este capítulo, hablaremos sobre cómo encontrar un buen doctor, cómo evaluar a ese nuevo médico (o bien al "antiguo", es que ya dispone de uno), y cómo crear y mantener una buena relación una vez que encuentre el doctor con el cual considere que puede trabajar adecuadamente. Estos principios son importantes ya que pueden llevarlo directamente a tener un buen cuidado, lo que a su vez se traduce en menos dolor para usted.

Capítulo 3

Le ofrecemos algunas pautas claras sobre lo que debe hacer y lo que no debe hacer.

Cómo elegir al doctor adecuado

Muy bien. Así que usted se ha sobrepuesto a la urgencia de abrir el directorio telefónico en la sección de doctores, cerrar los ojos, y elegir con su dedo uno de los nombres al azar. Entonces, ¿cuál es el medio apropiado para encontrar un buen médico?

- Si usted ya cuenta con un practicante o internista al servicio de la familia, pregúntele a quién le recomendaría. Tenga presente que el doctor tal vez quiera diagnosticarlo y tratarlo en principio, y entonces, en caso de que no pueda resolver su problema, remitirlo al especialista. No sería mala idea pedirle al doctor, que usted ya conoce y en quien confía, que le recomiende a un experto en el manejo del dolor, ya que los buenos doctores trabajan conjuntamente con médicos igualmente eficientes.
- Si usted no tiene un médico regular o su doctor no le recomienda a alguien, podría hablar de su problema con amigos que padecen osteoartritis y dolor. Es probable que ellos hayan localizado a algún doctor que sea un experto en el control del dolor. Sin embargo, tenga en mente que las personas difieren entre sí, y sólo porque a su amigo le agrada determinado doctor, eso no significa que a usted también le simpatizará esa persona.
- Si usted está padeciendo dolores muy agudos y los analgésicos comunes simplemente no le dan el alivio requerido, una opción es recurrir a la sala de emergencias de un hospital. Los doctores en esos lugares tratan a personas que llegan quejándose de una amplia gama de síntomas, y deberán estar en condiciones de recomendarle a un médico

Su visita al doctor

que pueda tratarlo posteriormente como un paciente externo. Una advertencia: el hospital por lo general recomienda únicamente a los doctores que conforman su plantel, y es probable que el Doctor Perfecto forme parte del personal de otro hospital en su área.

Preguntas que deberá plantear al doctor

Muy bien, ahora usted ya se encuentra en la sala de tratamiento y está a punto de ver al doctor. ¿Simplemente va a permanecer ahí sentado siguiendo pasivamente las órdenes que se le den y respondiendo a las preguntas? ¡No! En absoluto. Trate de establecer una relación interactiva, de colaboración, en la cual tanto usted corno el doctor participen. En seguida se especifican algunas preguntas que usted querrá preguntarle a su doctor.

- ☞ Pregúntele al doctor si tiene un interés especial por la artritis. Para algunos médicos esta enfermedad resulta aburrida, o es posible que no traten a muchos pacientes con artritis y, por lo tanto, no se mantengan al tanto de las últimas investigaciones en cuanto a tratamientos y medicamentos. La mayoría de los doctores son adeptos a tratar enfermedades hacia las cuales tienen mayor experiencia.
- ☞ Algunos doctores se niegan a recetar medicamentos contra el dolor, y ésta es otra área problemática ante la cual debe estar prevenido. Pregúntele al doctor de qué manera combate el dolor. Si su respuesta automática es: "Yo no le voy a dar medicamentos contra el dolor", deberá considerar esto como una señal de alarma y un signo muy poco alentador. Mientras que un doctor no deberá depender exclusivamente de medicamentos contra el dolor, el negarse a considerar incluso la administración de tal tipo de medicinas es un indicador de que tal vez ese doctor no sea el adecuado para usted.

☞ Pregúntele al doctor si utiliza una diversidad de medicamentos o simplemente recurre en su mayoría a uno o dos. Es probable que el médico se ofrezca a proporcionarle esta información, pero para no dejar lugar a dudas, vuelva a preguntarle: "Doctor Kildare, ¿me está usted diciendo que confía principalmente en *abc* y *xyz* para combatir el dolor crónico?" "Doctor X, ¿quiere usted decir que existen diversos medicamentos que podrían funcionar?" El doctor asentirá si usted ha comprendido la información y lo corregirá en caso de que no haya sido así. Si el médico confía decididamente en uno o dos medicamentos, considere esto como otra señal de alarma. Existen disponibles muchas medicinas para tratar la artritis, y todo el tiempo se están desarrollando otras nuevas. Ese medicamento ya debidamente probado puede ser el indicado para usted, o bien no serlo.

Otras preguntas que deberá plantear

Además de conversar con el doctor, hay una diversidad de recursos eficaces que permiten evaluar si un médico es la persona adecuada para usted. En seguida, se incluyen dos pautas más a considerar:

☞ ¿Cómo luce el personal que trabaja con el doctor? Si las primeras palabras de la recepcionista son: "¿Y cómo va a pagar la consulta, en efectivo, con cheque o tarjeta de crédito?", entonces ése será un mal síntoma. El personal deberá saludarlo con cortesía. Al nuevo paciente se le deberá proporcionar información sobre la forma de pago, pero ésa no deberá ser la única cuestión que parezca interesarle al personal.

☞ ¿Le interesa al doctor el que usted vaya preparado de antemano, llevando la información necesaria? Una forma de saberlo es si el personal le pide expedientes médicos recientes que el doctor pudiera requerir. Esto es un indicio de que a ellos les interesa ayudarle a resolver su problema médico. También es una señal positiva de que el doctor quiere estar lo más preparado que sea posible, aun antes de que usted pase a su consultorio.

Su auscultación

Siempre que sea posible, es conveniente que se prepare con anticipación antes de acudir con el doctor, bien sea que se trate de su primera visita, o la quincuagésima. Sabiendo qué es lo que debe llevar a la auscultación y teniendo una idea de lo que puede esperar durante esa sesión puede disolver mucho del misterio y la ansiedad de esa inminente visita al doctor, sobre todo si se trata de su primera entrevista con el médico en cuestión. Si la primera visita resulta bien, a menudo sienta un precedente sólido para sostener una eficaz relación paciente-doctor que puede perdurar por años.

Cuando acuda a la auscultación, lleve consigo lo siguiente:

- Expedientes médicos previos.
- Diagnósticos anteriores, así como estudios de rayos X, y de laboratorio.
- Una lista de los otros médicos que lo han tratado, de aquellos que están fuera de la ciudad o más allá del área general. Bien sea que estén en la localidad o no, incluya sus números telefónicos (o, aún mejor, sus tarjetas de presentación).

Para poder disponer de tiempo suficiente para reunir la información recién descrita, asegúrese de llamar con anticipación a las oficinas de los doctores en cuestión, departamentos de rayos X, y demás, cuando menos dos o tres semanas antes de la fecha de su cita. Recójalos basta unos dos días antes de su visita con el nuevo doctor, y no el mismo día (¡no hay por qué padecer estrés de más!).

En las oficinas de algunos doctores se rehúsan a entregar los expedientes médicos directamente a los pacientes; y en lugar de ello insisten en enviarlos directamente al nuevo doctor. Por desgracia el envío de tales expedientes suele ser una prioridad tan baja que el personal puede olvidarse completamente del asunto. Así que para evitar este problema, si la oficina se niega a proporcionarle los documentos, pida que éstos sean enviados por correo. Entonces llame a la oficina del nuevo doctor cuatro o cinco días después de esa fecha a fin de verificar que los expedientes en realidad se hayan remitido. De no haber sido así, llame a la oficina encargada de enviarlos y pida al personal que por favor verifique si los documentos se han enviado, ya el nuevo doctor realmente requiere la información importante compilada por el personal tan eficiente del doctor anterior.

Su historial médico

El principal intercambio de información hacia su doctor tiene lugar cuando usted responde a las preguntas que éste le hace respecto a su historial médico. A menudo, el 80 por ciento de cualquier diagnóstico se compone de la información clínica que el médico obtiene de usted, y cuanto más exacta sea la información, tanto mejor. Los amantes de las computadoras designan esto como "basura entra, basura sale", lo que significa que si usted proporciona datos de mala calidad, los resultados que obtendrá serán análogos.

Muchos doctores que tratan la artritis proporcionan al paciente un cuestionario sobre síntomas de dolor que deberá contestar previamente a la visita, pero no le sorprenda si el doctor le hace las mismas preguntas o similares en persona. Hay una razón para ello: muchas veces un paciente puede olvidar algo mientras se halla en la sala de espera llenando el cuestionario, pero la memoria se aviva cuando el doctor plantea la pregunta personalmente.

Preguntas que puede hacerle el doctor

Tal como sucede con cualquier enfermedad, su doctor le preguntará cuándo se presentan sus síntomas, con qué frecuencia, cuánto duran (si minutos, horas, días), y si logra obtener algún alivio. También es importante estimar la intensidad del dolor, ya que su médico necesita poder determinar si usted está mejorando, empeorando o manteniéndose en la misma condición. El doctor también tratará de detectar patrones de síntomas y actividades que parezcan estar relacionadas con los síntomas, u ocasionar éstos. Él también le preguntará acerca de aquellas terapias o acciones que parezcan aliviar los síntomas. Vaya preparado para responder las preguntas que siguen.

¿Qué medicamentos está tomando actualmente? Todo doctor eficaz deseará saber qué medicinas está tomando usted en la actualidad. También es una buena idea informar al doctor sobre los medicamentos que consumió en el pasado para síntomas similares. Dígale al doctor si le ayudaron en algo y también acerca de cualesquiera efectos colaterales o problemas que haya tenido mientras las tomaba.

Le recomendamos que se "haga una depuración exhaustiva de su botiquín de medicinas", o sea, saque todas aquellas medicinas que toma con regularidad o con frecuencia y métalas en una bolsa de plástico transparente de buen tamaño; deberá llevar éstas cuando acuda a ver al doctor. No olvide los medicamentos de venta libre que suele consumir a menudo, pues a veces estos medicamentos pueden contribuir a su problema. Y lleve consigo también cualesquier tipo de tratamientos "naturales", en caso de estar consumiéndolos como recurso para aliviar su problema, y muéstreselos al doctor.

¿Hay factores externos que parezcan afectarle? Su doctor deberá mostrarse muy interesado en aquellos factores externos que pueden desencadenar sus síntomas, ya sea que se trate de cambios en el clima o en la presión barométrica, estrés, cambios hormonales o algunos otros. ¿Y qué hay en relación con sus hábitos de sueño? Si duerme bien, ¿cambia en algo la situación? Si está teniendo problemas para dormir, ¿contribuye esto a modificar el nivel de dolor? Su doctor también puede preguntarle respecto a su actividad sexual, el cual es un tema razonable a tocar. ¿Mejora o empeora su condición si fuma, consume alcohol o cafeína? Toda esta información es importante y contribuirá a que su doctor pueda ayudarle. Cuide de no ocultar información debido a que cree que el médico le reprenderá por el hecho de fumar, beber y demás. Si usted está consumiendo algunas otras sustancias, por ejemplo, marihuana, asegúrese de exponer ese hecho ante su doctor. Él necesita contar con buena información para poder llegar al diagnóstico correcto.

¿Cuál es su estado emocional? Su estado mental general, nivel de energía y de estamina son factores importantes para su doctor, así como cualquier manifestación de irritabilidad, melancolía o mal humor.

¿Cuál es el historial médico de su familia? Por lo general, su doctor también le preguntará respecto a otros miembros de su familia que puedan tener los mismos problemas médicos. Muchas enfermedades tienen un componente genético. De manera que si su madre y padre tienen artritis, es probable que haya heredado una predisposición a ese desorden. Si fue adoptado o por alguna razón no cuenta con esa información, no se preocupe, aún así su doctor estará en condiciones de tratarlo.

Su visita al doctor

La auscultación física

Después de tomar su historial médico completo, el doctor iniciará la auscultación física de su cuerpo. Lo que hacen algunos médicos es sacar su estetoscopio y escuchar su corazón y pulmones, considerando eso un examen "completo". Nosotros no estamos de acuerdo en ese método. En lugar de ello, nosotros preferimos examinar a nuestros pacientes parcialmente desnudos, cubiertos con una bata de hospital que nosotros mismos les proporcionamos. La bata de hospital permite que el doctor pueda observar músculos, extremidades y articulaciones, así como la columna vertebral en su totalidad, una de las fuentes principales del dolor artrítico.

Luego de realizar la auscultación general, el especialista en dolor se dedicará a examinar y evaluar sus articulaciones, incluyendo la espina cervical, toráxica y lumbar, las caderas y la pelvis, así como las articulaciones mayores y menores. El doctor también observará su rango de movimiento (cuánto y hasta dónde puede mover sus articulaciones), hinchazón en articulaciones, así como aquellas que se aprecien calientes o inflamadas. El doctor a menudo evaluará su estado de ánimo general, capacidad de raciocinio y velocidad de pensamiento, a fin de determinar su capacidad de concentración.

Probar su capacidad motriz, cómo camina y se para, así como su equilibrio son aspectos que forman parte de un examen neurológico. El examen neurológico representa la prueba formal del funcionamiento cerebral, la médula espinal, las raíces nerviosas que salen de la médula espinal y los músculos a los cuales estas raíces envían mensajes. No le sorprenda si el doctor le pide que camine sobre sus talones o "de puntitas" a lo largo del pasillo. Estas observaciones pueden decirle mucho al doctor, lo sólo acerca de su columna vertebral, sino también acerca de sus articulaciones y los aspectos de sustentación de peso de sus músculos y sistema esquelético.

Capítulo 3

El paso siguiente

Una vez concluidos el historial y el examen físico, lo que viene a continuación depende de una diversidad de factores. Si su condición es crónica y ha estado bien documentada mediante pruebas diagnósticas, análisis de laboratorio y demás, entonces el siguiente paso puede ser una intervención terapéutica. A menudo, no se requerirán pruebas adicionales; sin embargo, en muchos casos de artritis crónica o algún ataque agudo de dolor artrítico, el doctor puede obtener análisis adicionales, como estudios especiales de imagen o pruebas de laboratorio (especialmente de sangre).

Rayos X

Los rayos X pueden ser sumamente útiles para detectar muchos desórdenes de columna y articulaciones. Cuando se realizan conjuntamente con un exhaustivo examen médico y un historial médico preciso, los rayos X constituyen a menudo la única prueba que puede requerir el médico para diagnosticar su situación.

Por regla general, las áreas estructurales y sustentadoras de peso del cuerpo pueden evaluarse con precisión mediante rayos X. Los espolones óseos, o cambios por desgaste o desgarre en los huesos (los cuales aparecen como los puntos prominentes de un coral marino), pueden observarse fácilmente mediante rayos X. De hecho, estos espolones óseos pueden no alcanzarse a detectar mediante las pruebas más costosas y complicadas de resonancia magnética. Los rayos X también constituyen una forma eficaz para examinar las articulaciones de la columna vertebral. La espondilolistesis, una condición en la cual las vértebras de la columna se separan de los arcos óseos, puede visualizarse con facilidad mediante simples rayos X.

Su visita al doctor

Los rayos X también pueden a menudo identificar condiciones serias, como cáncer en los huesos y osteoporosis, así como otras varias condiciones. Se trata de una prueba diagnóstica rápida, útil y relativamente económica.

La desventaja de los rayos X es que no muestran los tejidos suaves del cuerpo. Disponiendo sólo de éstos, el doctor a menudo se ve limitado a conjeturar respecto a algún problema de tejido suave, ligamento o tendón, así como un problema con los discos intervertebrales (los encargados de absorber los impactos entre los huesos de la columna).

Resonancia magnética

La resonancia magnética es una técnica asombrosa y relativamente reciente que utilizan los doctores para diagnosticar una diversidad de problemas médicos. Esta prueba opera a través de campos magnéticos que alteran la orientación de las moléculas de los tejidos del cuerpo. Es completamente inofensiva.

La resonancia magnética nos ayuda a revelar problemas sólo en el cuello, la parte media y baja de la espalda, sino también en múltiples articulaciones del cuerpo. También resulta eficaz para mostrar las articulaciones de rodillas, caderas, hombros y muñecas, así como las correspondientes a los dedos de las manos y los pies.

La resonancia magnética no deberá utilizarse por sí sola, sin el apoyo de los rayos X; en lugar de ello deberá ser un estudio complementario. Juntos, los rayos X y la resonancia magnética pueden proporcionar a su doctor una vista tanto del tejido duro como el suave de una articulación o estructura que le está ocasionando a usted dolor.

Una resonancia magnética es costosa, y su precio puede ascender a los mil dólares. Otro problema con la resonancia magnética es que algunos pacientes objetan los espacios tan reducidos en que debe realizarse esta técnica para un óptimo escaneo de[1] cuerpo. Los pacientes que son claustrofóbicos deberán advertir con tiempo a sus doctores respecto a tal situación; un tranquilizante suave administrado antes de la prueba puede ayudar. (Obviamente, si usted toma un tranquilizante antes de salir de casa, deberá pedir que alguien lo lleve en auto al consultorio del doctor, y lo mismo de vuelta a casa.)

Usted no podrá someterse a una resonancia magnética si tiene cierto tipo de válvulas cardiacas artificiales, un marcapasos, o sujetadores metálicos colocados en su cuerpo en cirugías previas. Si el doctor programa una resonancia magnética y no le pregunta respecto a estas circunstancias, ¡menciónelo a toda costa!

Rastreo óseo

Los doctores han estado utilizando rastreos óseos durante décadas. La inflamación, la infección y el cáncer generalmente provocan una mayor concentración de isótopo radiactivo. Al paciente se le aplica una inyección inicial de un isótopo radiactivo y se le pide que regrese unas horas más tarde. Por lo general, se toman una serie de imágenes. El isótopo radiactivo reúne mayores cantidades en las zonas donde existe hueso anormal. Un rastreo óseo puede realizarse en secciones específicas, así como todo el sistema esquelético, lo cual constituye una técnica de visualización muy útil.

El rastreo óseo expone al paciente a una cantidad mínima de radiación. Otro aspecto negativo es que el procedimiento requiere que usted permanezca acostado sobre su espalda durante cierto tiempo, lo cual puede ser sumamente incómodo si está teniendo en ese momento dolor en la columna o en alguna articulación.

densidad ósea

densidad ósea detectan la densidad de la misus huesos y son muy eficaces para detectar osteoporosis. Si usted tiene osteoporosis, los tratamientos a menudo incluyen terapia hormonal, ejercicio, entrenamiento de resistencia y algunos medicamentos.

Este estudio suele ser más o menos confortable y nada agresivo. Los doctores también pueden comparar los resultados de su estudio óseo con personas de la misma edad y sexo. El doctor puede usar el estudio como un punto de partida, y luego ordenar otro varios años más tarde para ver si se han suscitado algunos cambios.

Evaluación de capacidad física/terapia física

A menudo, al inicio de un plan de tratamiento, los doctores también solicitan llevar a cabo una evaluación general de terapia física, a fin de que esto les ayude a determinar cualquier restricción en su rango de movimiento o cualquier inestabilidad de las articulaciones, inclinación pélvica, curvatura de la columna, y demás.

Cómo crear y mantener una buena relación paciente-doctor

Usted ya ha encontrado un buen doctor que ha logrado diagnosticar e iniciar el tratamiento de su problema, y se encuentra satisfecho con él o ella. Sin embargo, no crea que aquí termina todo y ya no hay más por hacer; de hecho hay una diversidad de factores que influyen en el éxito que pueda tener en la relación con su médico. Algunos de tales factores son la actitud de honestidad que usted mismo adopte, su disposición a comunicarse y su resistencia a caer en la habitual tendencia de autodiagnosticarse. Asimismo, recuerde que su doctor es una persona y no un superhéroe.

Capítulo 3

Sea honesto consigo mismo y con su doctor

Al desarrollar una buena relación con su nuevo o actual doctor, es importante que reconozca lo que está y no está dispuesto a hacer (o lo que no puede hacer). Por ejemplo, si el doctor considera que el estrés representa un gran problema para usted, y usted cree que la causa de tal estrés (su matrimonio, sus hijos, su trabajo) no puede modificarse, entonces muéstrese franco y dígalo.

Además, si el doctor desea que usted deje de fumar, pierda veinticinco kilos de peso, o emprenda determinada acción, y usted sabe que no está dispuesto o no está en condiciones de hacerlo, dígaselo a su médico. Tal vez usted podría reducir el número de cigarrillos que fuma o perder cinco kilos. O tal vez usted no esté dispuesto a ir hasta ese punto, lo cual no es una idea muy adecuada, pero es mejor afrontar tal situación con franqueza. No tiene sentido que el doctor diseñe un plan de tratamiento que a fin de cuentas usted no va a acatar.

¡Los doctores son seres humanos!

Queremos que usted siempre recuerde que su doctor es un ser humano. Algunas personas (¡y algunos doctores!) tienen la idea de que los médicos son dioses. La mayoría de los doctores son personas muy inteligentes que se preocupan por los demás, pero eso no significa que lo sepan todo y lo vean todo. Si su doctor no sabe todo lo relacionado con un nuevo medicamento o tratamiento que usted acaba de ver en el noticiero de las seis de la tarde, eso no quiere decir que su doctor sea incompetente.

Los buenos doctores se mantienen al tanto de lo más reciente en investigaciones médicas, generalmente a través de las publicaciones que reciben sobre medicina. A veces los pacientes leen acerca de reportajes de último minuto que aparecen en revistas de gran circulación (o bien lo escuchan en las noticias televisivas);

estos reportajes aún no han llegado a publicarse en las revistas médicas especializadas, y esto puede ser motivo de problemas.

Programas populares, a veces presentan "reportajes de investigación", los cuales pueden hacerle creer a la gente que existen serios problemas con determinado medicamento o tratamiento. Pero, en lugar de que usted llame a su doctor lleno de pánico y diciéndole: "Doctor, ¡creo que este medicamento me va a matar! Estoy seguro de ello porque lo acabo de ver en televisión!", tome una actitud distinta. Dígale a su doctor que se ha preguntado respecto a algo que acaba de escuchar y pregúntele si hay algún sustento o validez respecto a ello. El doctor puede explicarle que el programa fue sensacionalista y que no hay ningún problema con el medicamento o tratamiento. O bien que puede haber problemas o efectos secundarios asociados con la medicina en cuestión, pero que usted estaría mucho peor si prescindiera de tomar tal medicamento. Su doctor puede explicarle los pros y los contras y es mucho más probable que le proporcione la información que necesita. Los médicos se comprometen a "no causar daño", así que ¡apeguémonos a tal principio!

Por supuesto, es perfectamente razonable y recomendable preguntarle a su doctor por qué determinado medicamento, tratamiento o régimen se recomienda. Si usted no comprende lo que se supone debe hacer o por qué se supone que debe hacerlo, ello repercutirá negativamente en su motivación y en la disposición a acatar por completo lo que el doctor le ordeno.

Es importante que coopere con su doctor

¡Mantenga una actitud mental positiva! Es algo difícil de lograr cuando uno no se siente bien, pero bien vale la pena intentarlo. Recuerde que el propósito del doctor es dotarlo de los elementos necesarios para que pueda hacerse cargo de su propia salud. El que puedan llevarlo a un nivel mayor de bienestar puede requerir de cierto tiempo, pero tenga presente que la responsabilidad para lograr un resultado satisfactorio debe ser *compartida*. Y uno de los aspectos en que definitivamente hay que insistir es en lograr una comunicación abierta. Si usted le está pidiendo a su médico una cosa, y éste no le escucha o bien le esté proporcionando un medicamento para algo más, entonces existe un problema.

Considérese como una persona que se encarga de proporcionarle pistas a su doctor, quien, por su parte, actúa como un Sherlock Holmes de la medicina, centrándose en lo que el problema es en realidad y en la consiguiente mejor solución para resolverlo.

No se autodiagnostique

Un aspecto *muy* importante es que usted no deberá precipitarse demasiado en cuanto a autodiagnosticarse. Infórmele a su doctor respecto a diagnósticos anteriores y responda las preguntas que éste le haga, pero al mismo tiempo permita que él llegue a sus propias conclusiones. En lugar de decir algo como: "Estoy aquí para obtener un tratamiento para mi osteoartritis", es mejor comunicarle al médico respecto a su serie de síntomas, quejas y procedimientos. Como consecuencia de su afán de autodiagnosticarse, si su doctor no detecta alguna condición seria digna de tratamiento (una que tal vez usted desconozca), ello podría originarle serias complicaciones.

Conclusión

Al diagnosticar problemas relacionados con la artritis, bien sea que el problema ocurra en las articulaciones de la columna vertebral o bien en articulaciones mayores o menores de otras partes del sistema musculoesquelético, el médico moderno cuenta con instrumental sumamente sofisticado. Sin embargo, a fin de cuentas, el doctor inteligente se apoya en gran medida en el historial médico del paciente, así como en un examen físico minucioso, lo cual le proporciona la fuente de información más confiable y efectiva en costos.

Muchos médicos tratan el dolor artrítico: neurólogos (como nosotros), psiquiatras, reumatólogos, internistas, médicos familiares, ginecólogos y médicos quiroprácticos. De hecho, los quiroprácticos a menudo se encuentran en su elemento cuando se trata de desórdenes artríticos de la columna vertebral. Más importante entonces que el tipo de doctor es saber si el médico en cuestión está realmente interesado en el desorden y tiene la capacidad necesaria para el diagnóstico y el manejo tanto del dolor artrítico crónico como agudo.

Una vez que su doctor le asigna un plan de tratamiento, el objetivo a alcanzar es disminuirle considerablemente el dolor, incluso al grado de lograr una existencia sin sufrimiento, así como una vida más dichosa y productiva.

Terapia tradicional con base en medicamentos 4

Casi todas las personas que padecen de artritis han tomado algún medicamento para aliviar su dolor, y es probable que usted haya sido una de ellas. Tal vez tomó una medicina común y corriente o bien un medicamento que su doctor le recetó.

La mayoría de los medicamentos se prescriben de manera temporal, si bien hay algunos que deben tomarse todos los días durante años, o incluso por toda la vida. En nuestra práctica nosotros frecuentemente prescribimos medicamentos para nuestros pacientes que se quejan de síntomas artríticos, particularmente artritis de columna. Reconocemos que el paciente que padece un dolor constante generalmente no puede recuperarse tan rápidamente como la persona que no experimenta dolor o que lo siente en grado mínimo. Sin embargo, preferimos que nuestros pacientes tomen la medicina exclusivamente para aliviar su dolor. Nuestro propósito es lograr que el paciente alcance un nivel confortable, inicie la terapia apropiada y luego que nuestro paciente vaya dejando gradualmente el medicamento por su propio bien.

La razón esencial de nuestra política es que todos los medicamentos pueden tener efectos colaterales, y algunos de ellos ser bastantes serios. Por ejemplo, el acetaminofeno, conocido mejor por su nombre de marca como Tylenol, puede tener graves efectos secundarios si se utiliza por periodos prolongados o en formar incorrecta.

En este capítulo, exponemos los medicamentos que existen para la artritis, sobre todo aquellas clases de medicinas que se utilizan para el control del dolor. Comentaremos los diversos efectos colaterales y los beneficios positivos que pueden esperarse de los diversos medicamentos. Explicaremos por qué algunos doctores en ocasiones cambian de una medicina a otra y por qué ciertos medicamentos se utilizan en combinaciones.

Recuerde, el momento en que tome su medicamento es importante. Si usted aguarda a que el dolor sea severo, entonces a menudo necesitará una dosis mayor de la medicina para ese fin, de modo que ésta pueda ponerse al nivel del dolor y obtener así el alivio adecuado. Imagine que sus medicamentos son como soldados combatiendo a su favor. Envíe sus "tropas" hacia la batalla con anticipación, y tendrá mucho más posibilidades de lograr un resultado positivo. Por otra parte, consumir dosis con demasiada frecuencia puede conducir a la toxicidad y posiblemente a la adicción.

Cuando el dolor se vuelve severo, las articulaciones se niegan a funcionar y los músculos y ligamentos ya no se mueven, a menudo el único recurso es acudir a la sala de emergencias de un hospital, lo cual puede convertirse en una verdadera pesadilla. Los médicos de las salas de emergencia cuentan con médicos que están capacitados para ocuparse de pacientes críticamente enfermos, víctimas de embolias, ataques cardiacos, heridas de arma de fuego y otros traumatismos mayores; en consecuencia, pueden mostrarse insensibles a la exquisita agonía de un agudo síndrome de dolor en una articulación, concluyendo que "simplemente" se trata de un caso de "artritis". Así que lo más recomendable es que tome su medicamento tan pronto como los síntomas empiecen a aparecer y evite realizar visitas a las salas de emergencia.

Terapia tradicional con base en medicamentos

Medicamentos de uso común

En esta sección, expondremos los medicamentos que se usan con frecuencia para aliviar el dolor en las articulaciones, incluyendo medicinas de venta libre y de prescripción. Algunas le resultarán familiares mientras que otras le serán nuevas.

Medicamentos antiinflamatorios no esteroidales (NSAIDs)

Tradicionalmente, los antiinflamatorios son muy útiles para controlar el dolor, la hinchazón y la inflamación. También son eficaces para reducir la inflamación en las articulaciones. Los NSAIDs generalmente son seguros, aunque deben usarse con precaución. Pueden ser sobre todo dañinos para personas con problemas gastrointestinales o renales. Muchos de ellos se venden sin prescripción médica.

Existen seis clases químicas de antiinflamatorios. Su doctor no sólo puede elegir dentro de una clase de medicamento sino también cambiar de una clase a otra de agente antiinflamatorio. Encontrará descripciones de estas seis clases en las siguientes secciones.

Ácido salicílico. La aspirina es la forma más reconocida de ácido salicílico y probablemente fue el primer NSAID desarrollado. Es sumamente efectivo para la mayoría de los tipos benignos de dolor artrítico y también es muy eficaz para aliviar casos de dolor ligero a moderado.

La aspirina tiene otros efectos positivos además de aliviar el dolor artrítico, como reducir el riesgo de un segundo ataque cardiaco. También puede servir para reducir el riesgo de una apoplejía en aquellas personas que han tenido síntomas de un ataque o de hecho lo han sufrido.

Capítulo 4

La mayoría de las personas toman oralmente la aspirina, aunque también puede administrarse en forma rectal mediante un supositorio. Desafortunadamente, la aspirina tiene un tiempo de vida media muy breve, lo que significa que el organismo la desecha rápidamente y por lo tanto debe consumirse con frecuencia (aproximadamente cada cuatro horas); para muchas personas esto representa un gran inconveniente. Un problema con la aspirina es que muchas personas de edad tienen artritis además de otros problemas médicos que pueden agravarse con el consumo de tal medicamento. Algunos de tales desórdenes son enfermedades renales, úlcera péptica e irritación estomacal. Las versiones recubiertas de la aspirina han cobrado gran popularidad y generalmente se las recomendamos a nuestros pacientes.

Otros medicamentos que figuran en la clase de ácido salicílico son Disalcid, Dolobid. Mono-Gesic y Salflex.

Ácidos propiónicos. Los ácidos propiónicos describen la clase que incluyen medicamentos tan comunes como Aleve o Orudis. Mientras éstos pueden obtenerse directamente en farmacias, dosis mayores de este medicamento requieren de prescripción médica. Asimismo, en esta clase se encuentra el Motrin (ibuprofen), un medicamento que goza del favor de muchos médicos. Se considera relativamente seguro, eficaz y económico. Puede ocasionar irritación gastrointestinal pero al parecer con menos frecuencia que la aspirina.

Esta clase de medicamentos, particularmente los elaborados a base de ibuprofen, tienen una media vida relativamente breve y rara vez se acumulan en el cuerpo. Sin embargo, pueden llegar a irritar el estómago y los riñones, y deberán usarse con precaución. Si usted toma otros tipos de medicamentos adelgazadores de la sangre, evite consumir esta clase.

Otros medicamentos dentro de esta clase incluyen Anaprox/Anaprox DS, Ansaid, Daypro, EC-Naprosyn, Naprosyn, Naprosyn en suspensión y Oruvail. Un nuevo medicamento en esta clase es el Naprelan, el cual puede ser de acción rápida, así como tener un efecto prolongado, Nosotros hemos tenido experiencias muy positivas con el Naprelan en nuestros pacientes que sufren de niveles moderados a considerables de dolor osteoartrítico. También hemos encontrado que este medicamento funciona no sólo para la osteoartritis, sino también para la artritis reumatoide y el control del dolor en general.

Oxicams. Feldene es un medicamento que entra en la clase oxicam. A través de cuidadosos monitoreos, hemos podido ver que muchos de nuestros pacientes reaccionan bien con esta medicina, sobre todo aquellos que requieren ser medicados por largos periodos.

Naftilalcanonas. El medicamento Relafen cae en la clase naphthylalkanone, y viene en tabletas ya sea de 500 o 750 mg. Esta medicina sirve tanto para la osteoartritis como la artritis reumatoidea, pero en vista de que tarda más en tener efecto, no se le considera un medicamento fundamental para el control del dolor. Esta medicina parece funcionar mejor en individuos que padecen únicamente un dolor moderado y que no toleran medicamentos de venta libre.

Ácidos aliracéticos. En esta clase de medicamentos están comprendidas varias medicinas sumamente poderosas, por ejemplo, Cataflam y Toradol. El Toradol está disponible tanto en forma oral como a través de inyección intramuscular, y frecuentemente es el medicamento no narcótico que se prefiere en las salas de emergencias para los pacientes que se quejan de dolor. Otros medicamentos en esta clase comprenden Clinoril, Indocin, Indocin SR y Tolectin. Estamos muy complacidos con un nuevo medicamento en esta clase, llamado Voltaren XR, un Voltaren de acción prolongada. En tabletas de 100 mg, puede tomarse una vez al día, y es relativamente eficaz para dolor en casos de osteoartritis y artritis reumatoide.

Esta clase de medicamentos tiene efectos secundarios similares a los de otras clases de antiinflamatorios, especialmente irritación estomacal y renal. Sin embargo, si se monitorea cuidadosamente, esta clase de medicamento puede tener cierta eficacia para uso intermedio y a largo plazo.

Ácidos piranocarboxílicos. Lodine es un medicamento que pertenece a esta clase. Viene en tabletas o cápsulas de 200, 300, 400 y 500 mg, lo que permite que los médicos puedan regular la dosis a fin de acoplarla a cada paciente. Además de ello, un nuevo medicamento, LodineXL, de efecto prolongado, puede tomarse como dos tabletas por la mañana, y es muy eficaz para casos de osteoartritis y artritis reumatoide.

Los medicamentos de esta clase tienen efectos colaterales similares a los de otros antiinflamatorios, aunque evidentemente la facilidad de dosificación del Lodine hace que sea sumamente popular entre aquellos pacientes que requieren controlar síntomas de dolor crónico.

Analgésicos

La medicación con base en analgésicos es simplemente otro nombre para las medicinas contra el dolor. El medicamento más popular que representa esta categoría es el de venta libre llamado acetaminofeno, conocido principalmente por su nombre de marca Tylenol, el acetaminofeno no pertenece a la clase de los antiinflamatorios, dado que no reduce la inflamación. Simplemente es un medicamento contra el dolor, aunque puede ser muy útil por sí solo o en combinación con antiinflamatorios. Esto es muy útil para los pacientes que padecen dolores de suaves a moderados.

Terapia tradicional con base en medicamentos

El acetaminofeno no tiene los efectos gastrointestinal negativos que a menudo se encuentran en los antiinflamatorios. De hecho los efectos secundarios por tomar este medicamento son relativamente escasos. Sin embargo, se ha sabido que dosis elevadas ocasionan daños al hígado, y dosis extremadamente altas pueden ser letales.

Otros medicamentos, como relajantes musculares y narcóticos, a menudo se combinan con acetaminofeno para lograr un efecto adicional en contra del dolor. Por ejemplo, el Tylenol #3 es una combinación de acetaminofeno y codeína. Los pacientes también pueden tomar acetaminofeno y otros medicamentos por separado.

Narcóticos

Los narcóticos pertenecen a una clase de medicamentos que se utilizan para adormecer el dolor. Narcótico proviene de la palabra griega *narcose*, que significa "adormecer". Los narcóticos también se conocen como analgésicos opiáceos. Se trata de medicamentos que en última instancia son derivados de la morfina, si bien ésta en sí rara vez se usa para el tratamiento del dolor artrítico.

El uso de narcóticos es un aspecto sujeto a controversia. Apenas, recientemente, en los Estados Unidos se han aprobado a nivel federal lineamientos para utilizar narcóticos en dolor crónico no terminal, lo cual anteriormente se había considerado tabú. En el pasado, los médicos podían haber sido multados por haber tratado a sus pacientes con medicamentos con base en narcóticos a menos que tuvieran que lidiar con una enfermedad terminal o muy aguda, o bien para el tratamiento subsecuente a la cirugía.

Nosotros tratamos de usar los narcóticos con la mayor sensatez en nuestra práctica, ya que éstos pueden tener considerables efectos negativos y al mismo tiempo llevar a la adicción. Sin embargo, consideramos que el control del dolor con base en narcóticos es un auxiliar importante para tratar no sólo pacientes con artritis aguda sino también a aquellos que padecen dolor crónico. Si bien es cierto que algunos médicos han utilizado estos medicamentos inapropiadamente, nosotros nos negamos a "arrojar al bebé junto con el agua con la que lo bañamos".

Los efectos secundarios de todos los analgésicos que contienen narcóticos incluyen vértigo, fatiga, falta de concentración, visión borrosa y náuseas. Otro efecto colateral común y molesto es el estreñimiento.

Los analgésicos que contienen narcóticos a menudo se administran en forma de píldoras, si bien versiones más potentes pueden inyectarse. Las presentaciones orales de algunos narcóticos incluyen el Tylenol #3 y #4 (el número denota el contenido de codeína en el medicamento), Darvocet N-l00, Sulfato de Morfina, Percocet, Vicodín, Lortab e Hidrocodona. La Codeína también puede administrarse sin componentes adicionales, así como en forma directa como tableta.

También hay un medicamento narcótico de acción prolongada, llamado Metadona. Nos damos cuenta de que la Metadona presenta un riesgo mínimo en cuanto a la formación de hábito o adicción, y suele ser la elección ideal para los pacientes que padecen condiciones dolorosas prolongadas.

Un nuevo medicamento contra el dolor que ha aparecido en el mercado es Ultram (clorhidrato de tramadol). Es casi tan eficaz como los opiáceos tradicionales, y sin implicar el alto riesgo de la dependencia. Ultram es de hecho un analgésico opiáceo sumamente débil, pero tiene otras propiedades que al parecer bloquean los mensajes de dolor. Se cree que actúa vía los neurotransmisores (sustancias químicas que llevan los mensajes entre las células nerviosas). En particular este medicamento parece tener un efecto positivo en la serotonina, que a partir del control del dolor de la migraña sabemos que desempeña un papel importante en el bloqueo de este tipo de dolor. Asimismo, incrementa la efectividad de otro mensajero químico, la noradrenalina. Al

Terapia tradicional con base en medicamentos

activar estos dos mensajeros químicos, Ultradem parece bloquear la conducción del mensaje del dolor en el sistema nervioso y, por lo tanto, disminuir la intensidad de aquél.

Otro medicamento contra el dolor es el spray nasal llamado Stadol. Consideramos que éste es menos efectivo para el tratamiento subagudo y crónico del dolor y rara vez lo utilizamos en nuestros pacientes artríticos. Este medicamento puede ser útil cuando el dolor aparece y se requiere un alivio a corto plazo.

El parche contra el dolor es otra forma de medicamento que puede resultar eficaz. El parche Duragesic es un parche contra el dolor notable que puede proporcionar alivio al dolor hasta por setenta y dos horas sin efectuar cambios de medicamento. Tenga cuidado de remover el anterior parche antes de colocar uno nuevo, a fin de evitar problemas de toxicidad. Existe un riesgo moderado de adquirir hábito o incluso adicción con este tipo de producto.

La implantación de la bomba de morfina es otra forma de suministrar un narcótico, y esto parece ser una forma mucho más segura de proporcionar narcóticos a largo plazo mientras que al mismo tiempo se limita el acceso del paciente al medicamento con base en narcótico. La bomba de hecho se implanta debajo de la piel y generalmente se llena de morfina, a manera de recipiente, una vez al mes. La bomba cuenta con un mecanismo computarizado que puede ajustarse a fin de proveer morfina a un nivel constante, o a un nivel constante con dosis extras a intervalos especificados. La bomba de morfina es sumamente costosa y no está exenta de tener cierto riesgo en cuanto a generar hábito o una condición permanente de narcotización.

Relajantes musculares

Un espasmo es una contracción involuntaria del músculo. Si el espasmo persiste por largos periodos, los productos de desecho se acumulan y liberan, propiciando una mayor irritación del músculo y finalmente de dolor. Cuando los músculos se contraen alrededor de la articulación que ya de sí está inflamada, el resultado es una combinación de dolor en músculo y articulación. Muchos doctores utilizan relajantes musculares para dolores en columna y articulación, sobre todo para reducir los espasmos alrededor de las articulaciones. Los relajantes musculares también pueden reducir la rigidez y el incremento en la tonalidad muscular que acompaña la inflamación crónica de la articulación. Se les considera relativamente seguros.

El mecanismo exacto de cómo funcionan los relajantes musculares no se conoce en realidad. Se cree que relajan los músculos, aunque no se ha llegado a determinar si operan en el músculo en sí, en la médula espinal o en las trayectorias que van de ésta al músculo.

La somnolencia es uno de los efectos negativos comunes de los relajantes musculares. La mayoría de los pacientes preferirían estar despiertos y alertas en lugar de somnolientos. Algunos médicos creen que los relajantes musculares ejercen su efecto más poderoso al producir somnolencia y, posteriormente, sueño. Durante el sueño o la sedación, el tono muscular decrece en general, lo cual puede poner a las articulaciones bajo menos tensión, y con ello reducir la inflamación.

Un efecto secundario adicional de los relajantes musculares es que pueden ser más o menos tóxicos. Las dosis elevadas son especialmente tóxicas para el hígado. En consecuencia, el uso de estos medicamentos debe supervisarse cuidadosamente.

Existen muchos relajantes musculares en el mercado, incluyendo Flexeril (ciclobenzaprina), que es posiblemente el que con mayor frecuencia se prescribe. Otras opciones comunes son Soma (carisoprodol), Parafon Forte (clorzoxazona), Norflex (citrato de fenedrina), Skelaxin (metaxolano), Robaxin (metocarbamol), y uno de los relajantes musculares más antiguos disponibles, el Valium (diazepam).

Terapia tradicional con base en medicamentos

Medicamentos para dormir

Como se mencionó anteriormente, los pacientes que padecen dolor crónico a menudo tienen muchas dificultades para conciliar el sueño, así como permanecer dormidos. A través de recientes estudios se ha descubierto que cuando los pacientes logran entrar en un sueño profundo, existe un alivio en sus dolores musculares, de ligamentos y articulaciones. Y, a la inversa, aquellos pacientes que no consiguen dormir sufren de más dolor. Si no se logran alcanzar las etapas profundas del sueño debido a un dolor crónico, tiene lugar un ciclo vicioso: el dolor los mantiene despiertos durante la noche, y esto hace que decrezca su capacidad para sanar sus articulaciones y músculos, lo cual conduce a más dolor.

En el pasado, las "píldoras para dormir" se limitaban sólo a los pacientes que padecían agudos problemas de insomnio, sobre todo si estaban asociados con una seria enfermedad médica. Sin embargo, ahora estamos descubriendo que las perturbaciones crónicas del sueño pueden ser igualmente devastadoras para la viveza que pueda tener el paciente durante el día, así como su estado de ánimo y apariencia general, nivel de energía, nivel de estamina y la propia estimación del paciente de su grado de dolor.

Existen muchas clases de medicamentos contra el insomnio. Un medicamento simple y fácilmente accesible es el Benadryl. Pero antes de que usted corra a la farmacia y adquiera una medicina contra el insomnio, asegúrese de comentarlo primero con su doctor. Si usted está tomando otros medicamentos, el combinarlos con el medicamento contra el insomnio puede tener efectos secundarios negativos. También es cierto que el consumo prolongado de medicamentos para el sueño de venta libre puede en realidad conducir hacia el insomnio de rebote, propiciando exactamente el propósito opuesto que usted tenía en mente.

Es probable que usted haya escuchado o leído acerca de la melatonina, sustancia que se consigue fácilmente en la mayoría de las farmacias y tiendas naturistas. A la melatonina que usted adquiere en tiendas se le ha llamado un "auxiliar natural para el sueño", y algunos de nuestros pacientes han reportado efectos muy positivos. Sin embargo, deberá tener cuidado, ya que las dosis varían de una marca a otra. Así que siempre cheque el envase si cambia de marcas.

En algunas personas, la melatonina ejerce el efecto contrario, o sea, las mantiene despiertas y de hecho puede provocar insomnio. Pese a estos problemas, la melatonina es un medicamento relativamente seguro y eficaz.

Otros medicamentos inductores del sueño son los tradicionales medicamentos sedantes o hipnóticos, como Restoril o Halcion, y éstos actúan como relajantes musculares al igual que como medicinas contra el insomnio. En nuestra práctica, hemos logrado resultados muy positivos con Ambien (tartrato de zolpidema). Éste es un agente oral para el sueño relativamente nuevo en el mercado. Se ofrece en dosis de 5 y 10 mg, y a menudo puede producir el efecto positivo del sueño sin provocar el malestar que se observa en algunos de los otros medicamentos para el sueño.

Antidepresivos

Los pacientes que sufren dolor crónico, ya sea de migrañas, dolor de espalda o artrítico, todos ellos sufren del clásico proceso de dolor en el cual intervienen tres componentes: físico, químico y emocional.

El dolor crónico puede equipararse al goteo de un grifo. Durante las primeras horas, o días, el sonido del agua que gotea es molesto, pero no llega a ser doloroso o fastidioso. Sin embargo, al cabo de varios días o semanas, se torna sumamente incómodo y luego doloroso; finalmente al cabo de semanas y meses, se convierte en una verdadera tortura. El goteo del grifo no ha cambiado, lo que ha cambiado es nuestra capacidad para

Terapia tradicional con base en medicamentos

tolerar tal goteo o el sonido del agua al caer. En esencia, nuestro umbral de dolor continúa decreciendo cada vez más hasta que finalmente pasamos del dolor al sufrimiento, que es el dolor aunado a un componente emocional.

Ha habido múltiples explicaciones en cuanto a esta disminución en el umbral del dolor, sin embargo, la mayoría de los neuroespecialistas que tratan el dolor crónico consideran que a neurofarmacología del sistema nervioso cambia, que los transmisores químicos entran en juego, y que los mensajeros químicos están siendo irritados y agotados mediante una estimulación constante. En última instancia, esto no sólo conduce al dolor, sino también a una depresión oculta, donde todos los signos de depresión puede no resultar obvios.

La depresión es una consecuencia común, predecible, de muchas condiciones. El dolor agudo en sí puede provocar la depresión y desesperación que suele observarse con las enfermedades crónicas. Otros aspectos del estado crónicamente doloroso incluye la incapacidad para mantener una autoimagen positiva y el no poder realizar aquellas actividades rutinarias que brindan placer y alegría.

En el pasado, este tipo de depresión se trataba con antidepresivos tricíclicos, como Amitripilina, Imipramina, Nortriptilina y Desipramina. Estos medicamentos tienen efectos colaterales negativos. Sin embargo, se han descubierto otros medicamentos más eficaces.

Con el paso de los años, se ha suscitado una explosión con respecto a terapia antidepresiva. Se ha detectado que muchos de los antidepresivos son seguros y eficaces, incluyendo el Prozac (fluoxetina), Wellbutrin (bupropión), Zoloft (zertralina), Serzone (nefazodona) y Paxil (paroxetina). Éstos parecen actuar sobre los inhibidores de recaptación de serotonina, permitiendo con ello que una mayor cantidad de serotonina sea eficaz en el cerebro; esto permite que los mensajeros químicos en el cerebro toleren mejor el "efecto del grifo que gotea", haciendo que el sufrimiento se convierta en simple dolor.

Cuando los antidepresivos son eficaces, suelen elevar los niveles de energía de los pacientes, propiciando una menor fatiga, más cantidad de estamina, una mayor resistencia y una mejor apariencia. Esto permite que los pacientes se reintegren a sus ambientes sociales, aliviando así el problema del aislamiento.

Otro medicamento, más reciente, llamado Effexor (clorhidrato de venlafaxina) ha demostrado ser eficaz. Effexor al parecer bloquea no sólo la serotonina, sino también el inhibidor de recaptación de norepinefrina. Esto propicia que haya una mayor disponibilidad de serotonina y norepinefrina en el sistema nervioso central. A los individuos que padecen dolor crónico a menudo se les percibe como poco concentrados y propensos a distraerse fácilmente, lo que hace que los demás consideren a estas personas como confundidas o que tienen algún desorden en la memoria, cuando en realidad el dolor está bloqueando su atención y su capacidad para concentrarse. La norepinefrina puede actuar como un estimulante, produciendo mejorías en estado de ánimo, motivación, energía, así como una mayor capacidad de atención.

Inyecciones de cortisona

No podríamos hablar de medicamentos contra la artritis sin mencionar la cortisona, un auténtico antiinflamatorio basado en esteroides. A menudo sus efectos son inmediatos y producen disminuciones dramáticas en los niveles de dolor. Desafortunadamente, la cortisona debe usarse en forma limitada, ya que puede tener serios efectos colaterales negativos.

Nosotros administramos cortisona en forma local, así como en las articulaciones profundas, y esto nos ha dado muy buenos resultados. Sin embargo, este medicamento deberá usarse en

Terapia tradicional con base en medicamentos

forma muy dosificada y con precaución, y de ninguna manera emplearse por periodos sostenidos.

Terapias de combinación

Los médicos a menudo utilizan combinaciones de medicamentos, como un narcótico más un antiinflamatorio, un relajante muscular más un antiinflamatorio o un antidepresivo conjuntamente con un narcótico. Por ejemplo, si una persona está teniendo problemas para dormir y experimenta una gran dosis de espasmos debido a sus dolores de articulación e inflamación, entonces el médico puede optar por administrar un medicamento para el sueño durante la noche, y un antiinflamatorio una o dos veces al día, así como un relajante muscular para los espasmos, en caso necesario.

Frecuentemente los pacientes necesitan una medicación concomitante (cofarmacia) a fin de tratar diversos aspectos de su dolor. Pese a las maravillas de los farmacéuticos modernos, no hay una sola píldora que se adapte a todo. Y a menudo se requiere realizar pruebas de ensayo y error con múltiples medicamentos. Le recomendamos a nuestros pacientes que sólo un medicamento sea cambiado a la vez. Mientras que esto parecería ser bastante sensato, no deja de sorprendernos el ver cuántos de los pacientes que tratamos han iniciado tomando tres medicamentos (¡y en ocasiones más!) a la vez, y luego han empezado a tener efectos secundarios. Cuando les preguntamos si pueden decirnos cuál medicina fue la que les provocó el efecto, no es de sorprender que no puedan hacerlo. Entonces les explicamos los pros y contras de la cofarmacia a todos nuestros pacientes, de manera que comprendan la posibilidad de una interacción paciente-medicamento.

Capítulo 4

Pérdida de peso y otros medicamentos

Hemos hablado en este capítulo sobre una diversidad de medicamentos tradicionales que se utilizan para tratar las condiciones inflamatorias y el dolor. También mencionamos varios otros medicamentos en los demás capítulos de este libro. Por ejemplo, muchas personas con artritis tienen problemas con su peso corporal; se calcula que el 70 por ciento de quienes son sometidos a implantes de rodilla son individuos excedidos de peso y con osteoartritis. Por lo tanto, a algunas personas con artritis podría convenirles tomar medicamentos para bajar de peso, como el Redux, el cual se comenta más adelante.

Obviamente, la mayoría de las personas, incluyendo casi todos los pacientes en nuestra práctica, preferirían vivir sin tomar medicamentos. En el siguiente capítulo, hablaremos acerca de muchos regímenes terapéuticos no tradicionales y sin medicamentos para el tratamiento del dolor artrítico agudo y crónico.

Terapia alternativa 5

En capítulos anteriores, proporcionamos información general acerca de la artritis, así como de lo que se podía esperar de una visita al médico tradicional y de los diversos medicamentos que la mayoría de estos doctores utilizan para tratar el dolor artrítico. Ahora ha llegado el momento de entrar en acción.

Este capítulo es para aquellas personas que desean participar activamente en el inicio de una terapia para combatir sus dolores artríticos. En especial es para quienes están interesados en tratamientos no tradicionales: la terapia del toque curativo, terapias de relajación, biorretroalimentación, diatermia (terapia mediante calor/frío), acupuntura y yoga. Abordaremos también la homeopatía y el tai chi. Asimismo, cubriremos lo tocante a terapia mediante imanes.

El masaje terapéutico

El masaje terapéutico a menudo se utiliza para tratar tanto dolor crónico como agudo y puede ser muy eficaz para aliviar espasmos musculares. El masaje hace que aumente el flujo sanguíneo hacia las áreas afectadas y también mejora la remoción de desechos

Capítulo 5

metabólicos a través del sistema linfático. Los receptores sensoriales en la piel y los músculos se estimulan mediante el masaje a fin de iniciar el restablecimiento de las arcas que se han sentido "desconectadas" por efecto de patrones de tensión y dolor crónico.

Además, la terapia de masaje a menudo reduce o elimina por completo la necesidad de tomar medicamentos contra el dolor al estimular la producción de endorfinas, o sea los calmantes naturales del cuerpo. El masaje terapéutico, prescrito por su doctor, puede ser muy eficaz, ya sea por sí solo o en combinación con otros planes de tratamiento.

Existen muchos tipos diferentes de masaje. El masaje neuromuscular es el tipo de terapia en la cual los músculos y los recubrimientos de éstos (la fascia) se liberan y relajan por medio de estiramiento y una profunda estimulación de los músculos. Existen varias otras técnicas adicionales de masaje, y los terapeutas especializados siempre están en la mejor disposición de revisar las diversas técnicas para el bien de usted.

Sin embargo, el masaje puede llegar a lastimar un poco, y es probable que los pacientes sientan los músculos adoloridos por un día o dos luego de que se ha aplicado el masaje. Esta sensación es consecuencia de dos procesos: la acumulación de desechos en el tejido muscular, que ahora se está liberando manualmente, y se lleva a cabo un contacto directo con el doloroso espasmomuscular durante el tratamiento. Esta sensación de estar adolorido es similar a la que experimentan muchas personas luego de realizar un ejercicio extenuante, y empezará a disminuir después de someterse a los primeros tratamientos.

Al término de su sesión de masaje, beba tanta agua como pueda. Esto le ayudará a que su cuerpo elimine las toxinas liberadas. Asimismo, aplique una bolsa de hielo en la zona tratada durante quince o veinte minutos frecuentemente durante el día; esto le ayudará a reducir lo adolorido posterior al tratamiento.

Terapia craneosacral

Realizada por los terapeutas especializados en masaje holístico, la terapia craneosacral consiste en el toque ligero y el ajuste del cuerpo de la base del cuello hasta el hueso caudal. La teoría es que con esto se logra alterar el flujo del líquido espinal, propiciando con ello una disminución en el dolor de las articulaciones espinales, así corno también en las raíces nerviosas a lo largo de la columna.

Aunque la terapia craneosacral aún no está debidamente respaldada por evidencia médica, tal vez algunos lectores consideren que vale la pena investigar esta terapia.

Hipnosis

La hipnosis es muy diferente a la manera como solemos verla en el cine; y su doctor no va a utilizarla para lograr el control de su mente en busca de cierto propósito malévolo. La hipnosis consiste en lograr voluntariamente un estado mental que pueda llevarle a disminuir su dolor o incluso eliminarlo. A menudo cuesta trabajo iniciar la hipnosis cuando un paciente está sufriendo un agudo ataque de dolor en las articulaciones. Sin embargo, se puede enseñar a los pacientes a autohipnotizarse y en consecuencia a modificar su propio comportamiento y evaluación del dolor durante ese tipo de ataques. La mayoría de los pacientes que han sido entrenados en hipnoterapia pueden aprender a reducir el dolor en sus articulaciones cuando sienten que un episodio o ataque está a punto de presentarse.

La hipnosis también es una forma de saber concentrar la atención. Cuando funciona, esta terapia permite que los pacientes puedan desviar su atención del dolor artrítico. La gente que logra tener éxito con la hipnoterapia en realidad pueden aprender cómo alterar su temperatura corporal en sus brazos, piernas y articulaciones, lo que a su vez hace que decrezca el dolor. Al modificar la temperatura corporal en las articulaciones afectadas, pueden "desconectar" una articulación caliente o inflamada. También pueden elevar la temperatura de una articulación que está inmovilizada o restringida en su movimiento. En esencia, lo que hacen es utilizar el cuerpo y la mente para realizar una especie de terapia de calor y frío, sin recurrir a fuentes de calor o hielo.

Se requiere tiempo para poder practicar y dominar la hipnosis. A nuestros pacientes los alentamos a que practiquen la autohipnosis tanto cuando tienen dolor como cuando no lo tienen, de manera que puedan utilizar esta terapia cuando se ven en medio de un acceso.

Técnicas de respiración

Tal vez usted suponga que en sí ya sabe cómo respirar. Pero lo cierto es que las técnicas adecuadas de respiración no son tan simples como usted se imagina, y cuando está en un trance de dolor, por lo general las eficaces prácticas de respiración se desechan en ese momento.

Cuando usted está sufriendo, lo más natural es que se contraiga y no expanda sus pulmones. Esto ocasiona una hiperventilación, lo que significa que usted no está recibiendo el oxígeno que necesita en cada respiración. Otro problema es que cuando usted está experimentando dolor, a menudo respira mucho más rápido que en condiciones normales. Respirar en forma incorrecta puede llevar a una deficiente circulación del oxígeno y esto en sí agravar el ataque de dolor. Las buenas técnicas de respiración pueden revertir este patrón, pero usted necesita aprenderlas y practicarlas.

Al prestar la debida concentración y atención a sus patrones de respiración puede empezar a hacer respiraciones pausadas y deliberadas. Asimismo, estando al tanto de su ciclo respiratorio, puede enviar la adecuada información de retroalimentación al sistema nervioso, de modo que éste pueda "reajustarse" y reaprenda a respirar correctamente. Luego de un tiempo, la buena respiración se convierte en un proceso inconsciente y natural. Tal vez un nuevo acceso de dolor le haga tropezar, en cuyo caso deberá practicar nuevamente sus técnicas de respiración, hasta que el problema disminuya.

Respiración y dolor

En el curso de un ataque severo, en el cerebro tiene lugar la liberación de mensajeros químicos del dolor. Uno de estos mensajeros es la adrenalina, el cual es un compuesto químico de "lucha o hulle". Cuando se libera adrenalina, la respiración generalmente se torna rápida y superficial. El diafragma (el principal músculo de la respiración) y los músculos accesorios intervienen en este fenómeno, Estos músculos adicionales casi siempre están en torno al cuello y los hombros, pero también pueden hallarse en la pared torácica y en la parte superior de la espalda.

Si las articulaciones ya se encuentran inflamadas, el someter los músculos adicionales a un esfuerzo extenuante puede propiciar que la artritis se agrave y sobrevenga mayor dolor. Entonces, al haber más dolor, más adrenalina se segrega y la respiración rápida y superficial aumenta de ritmo. Tenemos entonces un ciclo de dolor en desarrollo.

Para corregir y en ocasiones revertir esta respuesta patológica, necesita concentrarse en la técnica adecuada. Respirar profunda y correctamente desde el diafragma permite que pueda prescindir de utilizar los músculos accesorios, y esto le da la capacidad de tener un patrón respiratorio controlado. Se mantendrán los niveles de oxígeno, y al mismo tiempo se logrará una reducción de los niveles de ácido láctico, o sea, productos de desecho liberados a causa de la respiración rápida y el empleo de los músculos accesorios.

Capítulo 5

Cómo respirar correctamente

Los ejercicios de respiración profunda de diafragma se realizan mejor en un ambiente silencioso, apacible y confortable. Practique las técnicas de respiración profunda cuando los niveles de dolor estén en su punto mínimo y no cuando se encuentre en medio de un agudo ataque de artritis. Respire lenta y continuamente, con una inhalación profunda y una exhalación lenta. Mientras realiza esto, concéntrese en percibir sus músculos abdominales, a fin de promover la respiración profunda de diafragma.

A menudo, las técnicas de respiración profunda se refuerzan con biorretroalimentación, medición de la temperatura y lecturas de la sensibilidad de la piel de los músculos a fin de proporcionar a los pacientes una verificación objetiva de su mejoría. La simple cronometración de las respiraciones por minuto es una forma de monitorear los patrones de respiración. Lo más importante es encontrar la cadencia y el ritmo adecuados para usted, ya que los patrones de respiración de cada quien difieren ligeramente.

La buena respiración puede ser útil en el desarrollo de su vida diaria, a intervalos frecuentes a lo largo del día. Recomendamos a nuestros pacientes que reserven unos cuantos minutos, dos o tres veces al día, a fin de practicar la respiración profunda de diafragma. Esto también es una forma adecuada de tomarse un descanso de las agitadas actividades que a diario se tienen.

Relajación progresiva

La relajación progresiva es una técnica sencilla, incluso para el novato que apenas se inicia. Como extensión de la respiración profunda, de hecho se abarcan todos los músculos. La idea es que al contraer y relajar los músculos individuales de manera progresiva, de la cabeza a los pies y a la inversa, uno puede dirigir la atención hacia áreas específicas y al mismo tiempo alejarla de articulaciones inflamadas y doloridas.

He aquí cómo llevar a cabo la relajación progresiva. Cierre los ojos y concéntrese. Empiece por los dedos de los pies contrayendo individualmente cada uno de ellos y luego relajándolos. Avanzando hacia arriba de su cuerpo, concéntrese ahora en pies, pantorrillas, muslos y caderas, luego en tronco, manos, brazos y hombros; finalmente, en el cuello y el cuero cabelludo. En cada área individual, contraiga los músculos por diez o veinte segundos y luego relaje el área de treinta a sesenta segundos.

Aunque la relajación progresiva no proporciona un rápido alivio al dolor, mediante esta técnica se puede apartar la atención del dolor crónico de las articulaciones mayores y menores y dirigirla hacia los músculos individuales que pueden estar rígidos o doloridos. Con el paso del tiempo, y con una mayor práctica, esta técnica se vuelve cada vez más sencilla de realizar, y de hecho puede llevar hacia una fase de relajación general del cuerpo.

Inducción de imágenes

Otra forma de terapia de relajación es la inducción de imágenes. En esta técnica, el paciente imagina hallarse en un escenario agradable, como es estar flotando en una nube, ir a la deriva en el mar, o estar relajándose en un ambiente seguro y tranquilo. Esta serie de imágenes pone en acción un mecanismo de retroalimentación positiva en el cerebro, lo que hace que se liberen ciertos mensajeros químicos. Estos mensajeros químicos a su vez propician que se liberen en el cerebro unos agentes químicos bloqueadores del dolor (endorfinas y queflinas), los cuales proporcionan un alivio de éste.

Una de nuestras pacientes, Sandra, buscó atención médica para su problema de dolor artrítico en la columna vertebral; sin embargo ella era especialmente sensible a los medicamentos tradicionales y constantemente tenía desórdenes gastrointestinales, al grado de desarrollar úlcera. Sandra había asistido a nuestro seminario público sobre diversas técnicas para tratar casos de dolor agudo y crónico y algo que le intrigaba era la posibilidad de tratar su síndrome de dolor prescindiendo de medicamentos para tal fin.

La jardinería era el pasatiempo favorito de Sandra, aunque tenía tiempo que había renunciado a practicar éste debido a la rigidez de su espalda, los dolores en sus rodillas, tobillos y los cambios artríticos que había tenido en manos y muñecas. Mas a ella le seguía gustando estar en su jardín, y fue así como nos valimos de esto para iniciar su terapia guiada con base en imágenes. Le indicamos que se imaginara estar vestida con sus ropas de jardinería y sacando sus herramientas. También le dijimos que se imaginara los olores del jardín y la sensación de estar trabajando en la tierra y plantando lozanas flores. Luego, le sugerimos también que se imaginara sus flores abriendo, así como el aroma que éstas producían.

Si bien esto no funcionó inmediatamente, Sandra en realidad disfrutó de este ejercicio y, finalmente, pudo utilizarlo y expandirlo como una forma de relajación y meditación. Acostumbraba practicar sus sesiones de imágenes inducidas durante veinte o treinta minutos cada vez, dos o a veces tres veces al día. Sandra comentó tener una importante mejoría subjetiva en su síndrome de dolor. Aunque sus estudios de densidad ósea y movilización de articulaciones mostraban apenas un avance mínimo, ella decía que el sufrimiento que le provocaba su dolor crónico se había reducido dramáticamente.

Las imágenes inducidas, de manera muy similar a la hipnosis, requieren de práctica. Se realiza mejor cuando se pasa por un intervalo relativamente libre de dolor, a fin de permitir que el cuerpo pueda relajarse más completamente y permitir que la mente se centre en la técnica de inducción de imágenes.

Terapia alternativa

Meditación

Al igual que la respiración profunda, la hipnosis y la inducción de imágenes, la meditación es un ejercicio mental que es sumamente útil para alterar la capacidad de la mente a fin de controlar la percepción del dolor. Además, es sumamente útil para desviar la atención de la mente del estado de dolor crónico.

La meditación se realiza en sesiones de cinco a quince minutos al día, o a veces con mayor frecuencia. Permite que la mente se relaje, se tome un reposo y pueda sentirse mejor.

La meditación es eficaz no sólo para reducir el dolor agudo y crónico de las condiciones artríticas, sino también para reducir el estrés y la ansiedad generales propiciadas por una condición de dolor crítico. Al enfocarse en su cerebro, usted puede disminuir su ritmo cardiaco, alterar su patrón de respiración y reducir la retroalimentación negativa que va al cerebro. De hecho usted puede lograr que disminuya el ritmo de su cerebro y producir agentes químicos más relajantes, en lugar de los químicos que ocasionan estrés. Su mejoría en cuanto a respiración permite que haya un mayor flujo de oxígeno y energía.

Biorretroalimentación

La biorretroalimentación, es un tipo de programa de entrenamiento relativamente exhaustivo, a menudo es muy útil para aquellas personas que sufren de dolores artríticos, moderados o severos. Esta técnica permite que los pacientes aprendan cómo disminuir su temperatura, pulso y otras funciones corporales. Es mucho lo que se requiere para dominar esta técnica y es imprescindible someterse a un patrón de uso. El paciente por lo general interactúa con un terapeuta y con cierta forma de equipo (como una computadora), el cual permite al paciente observar resultados objetivos.

Durante el proceso de entrenamiento de esta técnica, a los pacientes se les pide que imaginen varias actividades, escenarios y condiciones, tanto positivas como negativas. De esta forma, al paciente se le enseña a utilizar imágenes tranquilas y relajantes y monitorear cómo los patrones de corazón, pulso y respiración disminuyen en su ritmo, o bien imaginar situaciones alarmantes, excitantes, observar cómo los patrones de ritmo cardiaco, pulso y respiración aumentan de velocidad. Diversas señales auditivas y visuales: tonos de sonido, medición de la respuesta galvánica de la piel (medición de la conductividad eléctrica de la piel) representados a manera de simple gráfica en una computadora, y los monitores del ritmo cardiaco, pueden guiar las respuestas del paciente mientras éste desarrolla sus habilidades.

Terapia magnética

Con el fin de contribuir a su proceso curativo, Cleopatra utilizaba brazaletes, ajorcas o amuletos magnéticos y ella era sólo una de las muchas personas que creían en el poder de la terapia magnética. En la actualidad, hay quienes están convencidos de que los imanes los hacen sentir significativamente mejor.

La terapia magnética utiliza el concepto de los imanes biológicamente efectivos, y no la simple orientación norte-sur de la polaridad magnética. De acuerdo con esta teoría, la polaridad negativa es la que predomina y la que contribuye al proceso curativo a largo plazo.

Aun cuando no nos hallamos percatado de ello, la mayoría de nosotros hemos tenido una experiencia magnética positiva en nuestras vidas. Por ejemplo, muchos de nosotros hemos percibido una sensación de calma sintiéndonos renovados, restablecidos, al sentarnos a la orilla de un apacible riachuelo o arroyo, libres del ajetreo de nuestra vida diaria. Una teoría afirma que el incremento en el número de iones positivos/negati-

Terapia alternativa

vos que circundan a estos efervescentes arroyos de alguna manera afectan nuestros campos de energía, proveyéndonos de energía positiva y restituyendo nuestra sensación de bienestar. De manera similar, cuando nos hallamos en un entorno rico en oxígeno, como puede ser un bosque, la experiencia al parecer nos hace sentir renovados. Una teoría establece que al haber un contenido mayor de oxígeno, aunado a los iones magnéticos positivos, a través de nuestro cuerpo corre una mayor dotación de energía enriquecida de oxígeno, proporcionándonos un mayor nivel de bienestar.

Por supuesto, no todos los tipos de imanes están libres de efectos colaterales. Por ejemplo, existe una evidencia controversial en cuanto a los efectos negativos que se derivan de la contaminación magnética con altos niveles de pulsación, así como de los cables de transmisión de energía de alta tensión. Supuestamente, estos efectos negativos ocasionan problemas como pérdida de memoria, jaquecas, cambios en el ritmo cardiaco y alteraciones en la química sanguínea.

Aquellas personas que han recurrido a la terapia magnética aplicada, en una forma apropiada, han hecho algunos comentarios sumamente interesantes y dramáticos. Algunos cirujanos ortopedistas emplean tecnología magnética en combinación con la intervención quirúrgica tradicional, logrando sanar en índices de restitución de fracturas óseas de no unión superiores al 80 por ciento, lo cual constituye un notable hallazgo.

Una versión de la terapia magnética consiste en alternar los puntos de presión del cuerpo utilizando imanes. De esta forma, estamos lidiando quizá con lo que sería una acupuntura magnética, o acupresión, en lugar de las versiones manuales o de agujas tradicionales. Con base en varios ensayos en seres humanos y animales, se ha podido comprobar que este procedimiento de hecho proporciona alivio tanto en dolor musculoesquelético como en articulaciones.

En algunos estudios de tratamiento se ha utilizado la estimulación magnética para aliviar el dolor facial. Los pacientes tratados tanto con terapia magnética como con terapia con base en estimulación eléctrica mejoraron dramáticamente en comparación con aquellos que sólo fueron tratados con medicamentos.

Se han estudiado los imanes en cuanto a sus efectos en la rigidez en cuello y hombros, dolores en la espalda baja, dolores musculares y en articulaciones, así como en condiciones artríticas. Los efectos individuales han variado, pero con base en la zona de aplicación, los lapsos durante los cuales se usaron los imanes, la actitud positiva del paciente, los índices de eficacia en cuanto a la reducción del dolor ya sea en cuello, hombros, espalda o extremidades inferiores oscilaron en mejoría entre el 56 y el 98 por ciento, en la estimación subjetiva del dolor del paciente. La colcha magnética demostró ser particularmente eficaz, y de nuevo sin detectarse efectos secundarios negativos.

Tipos de imanes

Los imanes se ofrecen en diversos niveles de potencia y son varias las compañías que los distribuyen en el mercado. Nosotros hemos tenido muy buenos resultados con las almohadillas magnéticas Nikken. Estas almohadillas, o cojinetes, vienen en tamaños pequeños, para articulaciones localizables como las muñecas, o bien en tiras mayores, para colocarse en la espalda baja.

Las bolas magnéticas pueden usarse de manera muy similar a la terapia tradicional de manos para tratar dolores en articulaciones. Sin embargo, con el poder curativo de los imanes, la gente al parecer ha descubierto que sus articulaciones han incrementado su flexibilidad y fortaleza. Además, el alivio del dolor parece perdurar por periodos más largos, incluso tras breves sesiones terapéuticas.

Un estudio doble ciego puso a prueba la eficacia de los cinturones magnéticos, utilizando a muchos sujetos que sufrían de dolor en la espalda baja. (En un estudio doble ciego, a los sujetos, y generalmente también a los doctores, no se les dice qué tratamiento están recibiendo, con el fin de evitar cualquier tipo de prejuicio.) Los pacientes que no tenían imanes, imanes de baja potencia, o placebos mostraron una mejoría mínima. En cambio aquellos pacientes que usaron un cinturón magnético de campo elevado manifestaron notables mejorías en sus dolores en la espalda baja.

Crioterapia

Otro tipo de terapia que ha ganado muchos adeptos entre los pacientes es la crioterapia. Aunque el término suena muy técnico, simplemente implica la aplicación de frío en las áreas afectadas por el dolor. Cuando usted aplica una bolsa de hielo, está utilizando la crioterapia. A menudo nuestros pacientes nos preguntan cuándo utilizar calor y cuándo frío. La respuesta depende de la lesión, los síntomas y el tiempo en que estas lesiones y síntomas se presentan. El uso del frío o el calor deberá adaptarse a la condición de cada persona.

La aplicación de la crioterapia para condiciones agudas con inflamación severa es muy eficaz. El frío cierra los vasos sanguíneos y propicia una reducción de los productos químicos (citoquinas) que son los que inician todo el proceso inflamatorio. El frío, al penetrar, reduce la hinchazón. Al reducirse ésta, el espasmo muscular también disminuye. Otra ventaja de utilizar la crioterapia es que el frío puede actuar como un estimulador profundo, lo cual acaba por bloquear las vías de las pequeñas fibras del dolor. Esta teoría fue originada por Melzak y Wall y fue uno de los planteamientos considerados como piedra de toque, en cuanto al manejo del dolor.

Además de aplicar bolsas de hielo en la articulación dolorida, se puede proporcionar masaje con hielo, el cual consiste en mover suavemente el hielo sobre la piel. También existe una técnica llamada de "spray y estiramiento", en la cual se aplica spray de cloruro de etilo (un anestésico superficial frío/congelante) en los músculos, y cuando éstos se hallan entumecidos, tanto músculos, como ligamentos y tendones se estiran. A medida que los músculos se calientan, la sensación fría, de entumecimiento, generalmente da paso a otra de calor en el músculo y la articulación. Esto puede repetirse periódicamente a fin de incrementar la movilización y el rango de movimiento de las articulaciones inflamadas.

La crioterapia debe usarse con moderación; es peligroso dejar hielo sobre las áreas inflamadas por más de veinte minutos. Cometer este error propicia un proceso secundario negativo, de reacción: los vasos sanguíneos involuntariamente se abren y el hielo puede provocar daño en ellos. Si usted practica la crioterapia con regularidad, aplique la bolsa de hielo por veinte minutos, luego retírelo por una hora y vuelva a repetir el proceso sobre la articulación afectada.

Termoterapia

La aplicación de calor es un tratamiento para múltiples procesos, incluyendo dolor en articulaciones y dolor artrítico. Existe un enorme mercado para los ungüentos y cremas térmicas, y casi a diario se ve un nuevo comercial en la televisión en el cual se vinculan las virtudes del calor profundo y la termoterapia (una crema) para la reducción del dolor.

El concepto que subyace en la termoterapia es que el calor abre los vasos sanguíneos, propiciando que los irritantes metabólicos sean retirados. El calor también provee de nutrientes las áreas inflamadas, y esto finalmente hace que el tejido sane. El calor también tiende a incrementar la elasticidad y flexibilidad de las articulaciones, tendones y ligamentos inflamados.

El calor húmedo (aplicado mediante almohadillas especiales, duchas de agua caliente y baños de hidromasaje) tiende a ser más eficaz que el calor seco que se obtiene mediante una almohadilla térmica estándar. A menudo, la aplicación de calor húmedo se realiza por lapsos de veinte a cuarenta minutos.

En general, la termoterapia es un tratamiento relativamente seguro, eficaz y económico para aliviar el dolor y la rigidez de la artritis. Nosotros creemos que la termoterapia funciona mejor para dolores de tipo crónico que para el agudo. De hecho, si una lesión es muy aguda, el calor en realidad puede hacer que la situación se agrave.

Terapia de parafina

Mientras que la terapia de la parafina, o terapia de cera caliente, resulta más eficaz para los dedos, también puede proporcionar mejoría en muñecas y codos. Esta terapia consiste en colocar la articulación afectada en una cera de parafina y dejar que ésta transmita calor y alivie los músculos, ligamentos y tendones a nivel profundo. Este proceso promueve un mayor suministro vascular y al mismo tiempo incrementa el flujo de nutrientes hacia las articulaciones inflamadas.

Sin embargo, la terapia de la cera caliente deberá usarse con precaución y bajo una supervisión apropiada, a fin de evitar quemaduras térmicas u otras complicaciones que pudieran agravar la inflamación.

Acupuntura

Considerada por muchos años como una terapia no tradicional, la acupuntura se ha ganado a todas luces su lugar. La mayoría de los doctores aprecian el potencial valor de la acupuntura como una forma segura, no tóxica y relativamente no invasiva de manejar el dolor. Antes del advenimiento de la anestesia, los cirujanos utilizaban la acupuntura para bloquear el dolor de la cirugía.

La acupuntura, un antiguo tratamiento oriental, parece funcionar al liberar los propios mensajeros de dolor del cuerpo. Estos mensajeros químicos (endorfinas y encefalinas) son nuestras sustancias personales similares a las opiáceas. El mismo tipo de mensajero químico es el que se libera en los corredores de maratón, bloqueando así los efectos de su brutal paso de carrera y permitiéndoles experimentar el "levantón del corredor".

Los investigadores ignoran cuál es en sí el mecanismo neurofisiológico del alivio al dolor, pero lo que sí saben es que los efectos positivos de la acupuntura se ven bloqueados por el uso de medicamentos calmantes. Este bloqueo indica que la inserción de agujas en diversas vías de energía corporales realmente libera las endorfinas de nuestro cerebro. Existen varios libros excelentes sobre acupuntura, así como guías sobre los meridianos del cuerpo que corresponden a las fuerzas energéticas.

Nosotros consideramos que la acupuntura es un método muy eficaz para proporcionar alivio al dolor, sobre todo en el caso de las articulaciones mayores y menores de las extremidades. Asimismo, la acupuntura puede ser sumamente útil para mejorar los síntomas gastrointestinales del cuerpo, ya que al parecer mejora la contracción tanto del intestino grueso como el delgado. También propicia una reducción de las náuseas y los retortijones. Esto es importante, ya que los pacientes que sufren de considerables dolores artríticos, a menudo son personas relativamente sedentarias, y el estreñimiento suele ser una de sus quejas comunes.

Terapia alternativa

Yoga

El yoga es una de esas actividades que pueden tener un impacto muy positivo y representar un mínimo de riesgos en cuanto a provocar problemas dañinos. Cuando el yoga se practica en un ambiente tranquilo y relajado, el paciente puede alcanzar un estado muy semejante al que se logra mediante la meditación. Esto permite que la mente aparte la atención de los achaques artríticos y el dolor en las articulaciones, y la encamine hacia otros senderos.

Existen múltiples variedades de yoga, y ciertamente son tantas las técnicas y posiciones que no habría la posibilidad de mencionarlas o describirías en este texto. Brevemente, el concepto fundamental en las actividades del yoga se basa en el estiramiento y la flexibilidad, lo que permite que el cuerpo fortalezca los músculos mayores, los músculos de apoyo y las articulaciones, o sea, la estructura en sí del cuerpo.

Al realizar estas actividades de estiramiento, las articulaciones están en posibilidades de atraer nutrientes y retirar productos de desecho de la zona de la articulación. Esto, en esencia lubrica las articulaciones y les permite funcionar de una forma más apropiada, exenta de dolor. Practicar yoga con regularidad puede conducir a un rango más amplio de movimiento, menos dolor y el mejoramiento del propio patrón de respiración.

Sin embargo, le advertimos a nuestros pacientes, sobre todo cuando están iniciando un nuevo régimen de ejercicios, que no todo el mundo tiene la flexibilidad total y rango de movimiento que le gustaría o que se imaginan tener, de modo que es fácil excederse en ello. Obviamente, muy pocos de nosotros somos capaces de cruzar las piernas por detrás de la cabeza como un primer paso. El yoga, al igual que cualquier otra forma de ejercicio, requiere de tiempo y paciencia para poderlo dominar. Aunque, ciertamente, los beneficios que se pueden obtener de este tipo de terapia hacen que bien valga la pena.

Capítulo 5

Homeopatía

La homeopatía es una disciplina originalmente fundada por el médico alemán Samuel Christian Frederick Hahnemann a finales del siglo XVIII. La premisa de la homeopatía es que si una gran cantidad de medicamentos o sustancias producen un síntoma o un proceso negativo/patológico en el cuerpo humano, entonces pequeñas dosis de esa misma sustancia pueden en realidad curar los síntomas. Por ejemplo, el medicamento llamado Belladona es tóxico en ciertas cantidades, pero en dosis mínimas puede ayudar a curar problemas como migrañas.

La ciencia moderna no entiende completamente cómo funciona la homeopatía. Sin embargo, tampoco comprendemos por completo cómo funciona la aspirina. La teoría es que las dosis menores hacen que el cerebro se "reajuste" a sí mismo, permitiendo que el sistema inmune del cuerpo contrarreste los efectos de la medicina química, o la sustancia que crea el proceso negativo en el cuerpo.

Nosotros le indicamos a nuestros pacientes que están interesados en la homeopatía que todo producto químico genera una reacción diferente en cada paciente individual y que los pacientes responden en su propia forma característica. De ahí que sea importante que los pacientes practiquen un método de ensayo y error bajo la guía de un experto, tal y como lo harían con los medicamentos tradicionales.

Tai chi

Esta antigua forma de las artes marciales llegó a florecer en el siglo XVIII, cuando se introdujo en Beijing. En la actualidad, la mayoría de las personas practican el tai chi más por su valor terapéutico como un ejercicio que por sus aspectos de artes marciales.

Terapia alternativa

La naturaleza misma de los movimientos, sujetos a determinados patrones y realizados de manera lenta y controlada, mejora la circulación, incrementa el rango de movimiento y afloja y hace flexibles las articulaciones. El tai chi también promueve la relajación mental y centra la atención.

Son muchas las cualidades positivas que se atribuyen al tai chi. Una de ellas es que pueden retardar e incluso curar algunas condiciones crónicas. Mientras que la medicina tradicional no cuenta con estudios documentados acerca de cómo ocurre esto (o si es que sucede), diversos informes anecdóticos han atestiguado los beneficios del tai chi. En nuestra práctica, hemos encontrado que el tai chi es excepcionalmente eficaz para el manejo del dolor artrítico crónico. También resulta excelente para fines de relajación, para reducir la ansiedad y, más importante, para mejorar el modo de caminar y el equilibrio.

Uno de nuestros pacientes, Bill, padecía una combinación de artritis crónica y mal de Parkinson, y tenía enormes problemas para mantenerse de pie y caminar. Este problema se le atribuía predominantemente a su mal de Parkinson y se complicaba por el hecho de tener múltiples niveles de artritis en la columna vertebral. Bill había intentado diversas terapias, incluyendo ejercicio, estiramientos, acondicionamiento, terapia acuática, así como entrenamiento para regular el paso y mantener el equilibrio. Ninguno de ellos al parecer le proporcionó beneficio alguno, y él continuó debilitándose. Finalmente, casi como de manera adicional, alguien le sugirió que intentara practicar el tai chi, dado que no podía hacer yoga u otras formas de ejercitación.

Al principio, Bill tuvo que practicar el tai chi sentado. Sin embargo, con diligencia y práctica, logró mejorar considerablemente. En una visita al consultorio, a fin de observar sus avances, él sorprendió a todo el personal al caminar hasta la oficina sin necesidad de su bastón. Era capaz de pararse derecho y demostró una marcada mejoría en su equilibrio general. El tai chi también le trajo beneficios psicológicos: el estado de ánimo de Bill, su energía, resistencia general y niveles de estamina también mejoraron considerablemente. Éste es un ejemplo clásico de cómo una terapia autodirigida, sin necesidad de un equipo ni dispositivos especiales, y sin desembolsos adicionales, puede proporcionar una excelente intervención terapéutica.

Baños de lodo

Los baños de lodo o en aguas termales datan desde los antiguos romanos, quienes decidían la ubicación de muchas de sus ciudades con base en la localización de los manantiales naturales. En la actualidad, esos baños termales están resurgiendo en los Estados Unidos y en muchas otras partes del mundo. Los europeos, en especial los alemanes, valoran en especial este tipo de baños en los que el musgo de pantano así como otras sustancias ayudan a que la gente con artritis se sienta mejor.

Mientras que la explicación en sí de por qué los pacientes se sienten mejor luego de bañarse y sumergirse en lodo caliente es incierta, esta práctica definitivamente va en auge. Al parecer el calor del lodo, similar al de meterse en una tina de hidromasaje, calienta los músculos y ligamentos en torno a las articulaciones irritadas. Varias hierbas también se utilizan para mejorar la circulación y proporcionar alivio.

Terapia antioxidante

Los oxidantes son especies de oxígeno reactivo que se crean mediante procesos químicos. Pueden ser dañinos para el tejido corporal y varias células. Al parecer ocasionan daño en los tejidos y provocan cambios degenerativos. Se ha planteado que incrementando los antioxidantes y en consecuencia evitando las toxinas, es posible disminuir el proceso de envejecimiento. Pero lo más importante para los pacientes que padecen dolores artríticos es el hecho de que al incrementar los antioxidantes, esto puede disminuir la inflamación y la degeneración de las articulaciones y el cartílago dañado.

En un estudio reciente se afirma que una ingestión elevada de micronutrientes antioxidantes, especialmente vitamina C, reducía el riesgo de pérdida de cartílago; también reducía el riesgo de progresión de la enfermedad en la gente con osteoartritis. El informe de dicho estudio indicaba que se emprenderían estudios subsecuentes a fin de dar continuidad a esta información tan importante.

Pycnogenol

El pycnogenol es uno de los antioxidantes con los que hemos tenido gran cantidad de experiencia. Éste es el nombre de marca de un grupo de productos químicos extraídos de la corteza de pinos naturales de la costa al sur de Francia. El pycnogenol ha sido un remedio popular por cientos de años y es una mezcla de bioflavonoides. El efecto benéfico parece ser que son las propiedades antioxidantes que proporcionan los bioflavonoides. Esta medicina ha sido favorecida por muchos que tratan a niños y adultos con ADD, como un poderoso agente para ayudar en problemas de concentración y atención. Este remedio natural también es muy útil para personas que experimentan dolor en articulaciones, músculos y ligamentos. Son muy limitados los efectos secundarios negativos del pycnogenol, hay casos anecdóticos que exponen beneficios positivos.

El pycnogenol resulta eficaz donde algunos de los otros antioxidantes, vitaminas y minerales fracasan, y la razón de esto tiene que ver con nuestra piel. La piel es el órgano de mayor extensión del cuerpo compuesto por la epidermis (o capa externa) y la dermis (o capa interna). Esta capa interna se compone de fibras elásticas, que son una compleja red de tejido elástico. Debajo de la dermis hay un tejido graso y fibroso, o sea, un amortiguador básico de impactos que ayuda a proteger nuestros cuerpos. El colágeno es uno de los principales componentes de la dermis; pues es una proteína fibrosa, compuesta enteramente de tejido conectivo, el cual parece prosperar en presencia de la vitamina C.

El pycnogenol incrementa los efectos curativos de la vitamina C y hace que la gente se sienta mejor, a menudo con mucha más energía y vitalidad.

Vitamina C

La vitamina C es un antioxidante natural, y ha demostrado ser muy eficaz para reducir la osteoartritis en la articulación de la rodilla. El doctor Chersakin ha publicado varios libros y considera que la hiposcorbemia (la incapacidad genética de producir formas minerales a partir de la vitamina C) es la enfermedad más devastadora del mundo. Propicia un deterioro del sistema inmune y del tejido conectivo y provoca un mayor dolor en articulación, músculo y ligamento.

Otro defensor de la vitamina C, el doctor Clemetson de la Tulane University, informa que la vitamina C es importante para tratar todas las enfermedades. La mayoría de nosotros recuerda haber aprendido en las clases de historia de la preparatoria acerca de los marinos y viajeros de hace cientos de años que sufrían de escorbuto antes de que surgieran las píldoras de vitamina C. De lo que no nos damos cuenta en la actualidad es que podemos estar experimentando cierta deficiencia en las cantidades de vitamina C en nuestros cuerpos.

Si usted no tiene suficiente vitamina C, son muchos los problemas que pueden surgir, como desórdenes en articulaciones y ligamentos así como disminución en la capacidad de concentración (la gente con deficiencias de vitamina C puede concebirse como

Terapia alternativa

"dispersa"). Ensayar una terapia con vitamina C es relativamente simple, segura y efectiva, además de que no lleva a efectos secundarios negativos en tanto usted cuente con un funcionamiento adecuado en sus sistemas renal y hepático. Le recomendamos la vitamina C a todos nuestros pacientes que sufren de dolor artrítico.

Vitamina E

La vitamina E ha demostrado ser un antioxidante eficaz utilizado por muchos médicos tradicionales, recientemente se ha señalado su eficiencia para reducir dolor miofacil posterior al esfuerzo/ejercicio. Nosotros preferimos usar una dosis de 400-800 unidades internacionales al día, lo cual parece ser eficaz para dolores musculares y de articulaciones, así como para reducir los calambres musculares.

Tenga presente que la vitamina E es una de las vitaminas que son solubles en grasa, y que tomada en dosis elevadas puede ser tóxica. La toxicidad por lo general se presenta en dosis de más de 2 000 unidades internacionales al día, y consumida por periodos prolongados. Sugerimos que los pacientes comenten sobre la terapia con base en vitamina E con sus doctores antes de iniciar este tipo de régimen.

Folato

Se ha descubierto que el ácido fólico es una vitamina que desempeña un papel en los defectos neurales de los fetos en desarrollo, sobre todo si la madre tiene deficiencias de folato. Se considera que el consumo de dosis moderadas a elevadas de folato brindan protección. También hay cierta evidencia de que el folato, junto con vitaminas B adicionales (B_6, B_{12}) reduce ciertos niveles de aminoácidos en la corriente sanguínea que se correlacionan con las enfermedades cardiacas. Recomendamos la ingestión de un tipo de vitamina al día que incluya folato, a fin de evitar un consumo excesivo.

Vitamina B$_6$

Hemos tenido experiencia con todo el catálogo de la vitamina B. La vitamina B puede ser eficaz contra desórdenes de atención y migraña. Ciertamente una vitamina B combinada con magnesio parece ser efectiva en muchos procesos enzimáticos a través del cuerpo. Sin embargo, le advertimos que proceda con precaución al tomar cualesquiera de las vitaminas B, ya que el consumo de dosis de moderadas a elevadas puede propiciar irritación y daño nervioso.

Beta Caroteno

Este antioxidante interviene en el proceso de conversión a la vitamina A y en general se le considera seguro y relativamente exento de riesgos. La teoría es que lo que este antioxidante hace es proteger a las células del daño de los radicales libres; algunas personas consideran que el beta caroteno también evita la aparición del cáncer. Puede ser eficaz en combinación con otros antioxidantes en cuanto a reducir el dolor crónico de articulaciones.

Minerales

Existen muchos minerales que tomados en dosis de muy bajas a mínimas pueden ser benéficas para su salud en general. Al trabajar estrechamente con los recursos naturales que tiene el cuerpo para curarse, se les han atribuido muchos beneficios, incluyendo el riesgo de contraer cáncer, incrementar la potencia del cerebro, aumentar el desempeño atlético y la condición física en general y proteger la piel.

El calcio y el magnesio son dos minerales que operan conjuntamente y parecen ser eficaces para proteger contra la elevada presión arterial. También hemos notado a través de nuestra investigaciones que el magnesio parece tener un efecto sumamente poderoso como portador de diversos complejos de vitamina B. El calcio se recomienda como un tratamiento o mineral preventivo para la osteoporosis, o pérdida de hueso (muchos pacientes que padecen osteoartritis también tienen osteoporosis). El calcio puede obtenerse en muchas formas; una simple visita a la farmacia o tienda naturista le mostrará las diversas combinaciones disponibles tanto de magnesio como de calcio, sin embargo debe consultarlo con su médico.

Cromo

Anteriormente fue considerado como tóxico, en la actualidad los nutriólogos se han dado cuenta de que el cromo es un ingrediente muy poderoso para controlar el apetito, incrementando el tono muscular, reduciendo la grasa corporal y disminuyendo los riesgos de enfermedades cardiacas y diabetes.

El cromo se encuentra disponible en tabletas, cápsulas, suspensión, y forma sublingual Muchos de nuestros pacientes con artritis padecen una condición de síndrome de sobrepeso u obesidad, de ahí que este complemento pueda ser muy eficaz.

Coenzyme Q10

Esta sustancia, de apariencia vitamínica, fue descubierta en 1957. Se le asignó este nombre interesante pero en realidad podría haber sido otra vitamina. Al parecer las deficiencias de este producto químico se han asociado a diversas enfermedades, incluyendo desórdenes cardiacos, hipertensión o degeneración de las articulaciones. La coencima (Q sustancia 10) al parecer estimula y afecta o modula el sistema inmunológico. Hay quienes afirman que este producto químico incrementa el metabolismo y, por lo tanto, puede coadyuvar a la pérdida de peso, un efecto similar al que proporciona el cromo.

Sustancias nutricionales

En esta categoría, podríamos incluir la melatonina. Además, hay dos productos químicos: el ácido eicosapentaeónico y el ácido decosahexaeónico), que se consideran grasas dietéticas. No son "grasas malas", y más bien son muy eficaces para mejorar las membranas celulares, incrementar la fortaleza de nervios y músculos, reducir el colesterol, disminuir la presión sanguínea e incrementar la circulación. Estos productos químicos también tienen efectos naturales antiinflamatorios, y son extremadamente eficaces para tratar la artritis. Algunas investigaciones científicas documentadas indican que puede lograrse una protección contra el cáncer con estas sustancias químicas.

Estos ácidos generalmente se derivan del aceite de pescados de aguas frías, así como de unas cuantas plantas. Las plantas que son especialmente ricas en estos productos químicos incluyen la hierba del asno, la borraja, mariguana y casis. Estos productos químicos se venden en forma líquida en cápsulas rellenas de aceite, a menudo combinadas con vitamina E. Se ofrecen en muy diversos grados de concentración.

Acidophilus

Acidophilus es una bacteria "benéfica" que a menudo se encuentra en el yogur. La teoría es que al mantener cantidades suficientes de bacterias saludables, particularmente en el estómago y el intestino delgado, otras sustancias positivas y protectores puede absorberse mejor. Asimismo, al mantener una colonia

Terapia alternativa

adecuada de sus bacterias benéficas, usted puede bloquear las bacterias "nocivas", o sea, las especies dañinas como la salmonela y el estafilococo.

Microalgas

Estos productos no son productos químicos aislados como las vitaminas; más bien se trata de concentrados. La gente los consume debido a que son seguros, así como por su rica mezcla de minerales, grasas, nutrientes, vitaminas y antioxidantes. Las formas más significativas, como el espirilo, *chlorella* y algas verdiazules, pueden contener nutrientes adicionales y proporcionar con ello un mayor beneficio para la salud. Recientes investigaciones han demostrado que los fitonutrientes (nutrientes obtenidos a través de procesos químicos y rayos solares) pueden prevenir contra el cáncer y tener cierto efecto positivo en el sistema inmunológico; el brócoli así como algunos alimentos griegos son ricos en fitonutrientes. Además de ello, protegen a las personas de una degeneración progresiva, sobre todo de las articulaciones y los ligamentos, lo cual es sumamente útil para los artríticos.

Una de nuestras pacientes tiene una fe ciega a la alga verdiazul. Después de tomar este producto, ella logró reducir su ingestión de medicamentos de prescripción, y más tarde pudo prescindir de éstos por completo. De hecho, esta mujer puede considerarse como un "milagro moderno", de acuerdo con sus amigos, familiares y miembros de la comunidad médica. Anteriormente, ella no era capaz de subir o bajar escaleras, pero ahora, ella tiene una energía inagotable. En vista de que ningún tipo de intervención terapéutica adicional la ha ayudado en su enfermedad crónica aparte de la alga verdiazul, debemos suponer que éste es el factor que intervino en su mejoría. Y si bien se trata de un caso anecdótico, ciertamente deberán emprenderse investigaciones subsecuentes en este sentido.

Una corriente de pensamiento plantea, en relación con los beneficios derivados de la alga verdiazul, así como otros fitonutrientes que la vitamina B_{12} y otros nutrientes que se obtienen de las algas pueden no ser biodisponibles de otras fuentes; nuestros cuerpos pueden requerir un reemplazo no tradicional, y el alga verdiazul jugar este papel. Los científicos saben que en la esclerosis múltiple, una enfermedad desmineralizante (la cubierta del nervio se desgarra), las vitaminas B, el magnesio, los minerales trazas y los ácidos grasos esenciales son todos extremadamente importantes. Ahora podemos tener otra clave importante respecto a la enfermedad crónica para demostrar la necesidad de los fitonutrientes, los cuales no podemos obtener a través de ingredientes tradicionales, sustancias alimenticias naturales o complementos vitamínicos.

Deberá señalarse que el alga verdiazul, al igual que otros ingredientes que se ingieren, pueden causar efectos colaterales negativos; han habido reportes de diarrea e incluso disminución en el funcionamiento hepático. Se recomienda tener precaución en el uso de sustancias naturales, no reguladas o no sujetas a control.

Conclusión

En este capítulo hemos abordado una amplia variedad de curas tanto naturales como no tradicionales. Si se emplean con moderación, con la actitud adecuada, el médico apropiado, así como el apoyo y la orientación debidas, estos remedios pueden ser en extremo eficaces para permitirle hallar un tratamiento que resulte eficaz.

Nosotros les recomendamos a nuestros pacientes que intenten diversos regímenes de tratamiento. Este capítulo de ninguna manera constituye una guía exhaustiva de cada una de las terapias no tradicionales disponibles. Hemos abordado sólo algunos de los métodos que hemos seguido con nuestros pacientes para obtener el máximo beneficio en el alivio terapéutico del dolor, así como en cuanto a controlar y aliviar el sufrimiento que ellos padecen en sus condiciones artríticas crónicas.

Terapia física 6

Uno de los enfoques tradicionales más comunes en relación con la terapia de la artritis es que los médicos prescriban una terapia física. Un terapeuta físico (un profesional capacitado en anatomía y fisiología) le ayuda a las personas que padecen problemas agudos o crónicos. En este capítulo, describimos algunas de las diversas técnicas de terapia física. Desmitificamos la terapia física y lo que ésta acarrea, de modo que usted pueda entender qué se le está prescribiendo y los beneficios teóricos.

El objetivo de todas las terapias descritas en este capítulo es reducir la inflamación, incrementar el rango de movimiento y, subsecuentemente, reducir el dolor. Algunas terapias ocasionan al principio un poco de incomodidad, dado que dividen los activadores musculares (áreas aisladas de intensa concentración de fibras musculares) al incrementar el rango de movimiento de la articulación. Sin embargo, esta incomodidad es temporal y por lo general bien vale la pena por los beneficios que se obtienen.

Ultrasonido

La terapia con base en ultrasonido reduce directamente la inflamación, incrementando el flujo de calor y sangre. Las frecuencias de sonido penetran bajo la superficie cutánea para poder lograr su misión; cuanto más cerca pueda llegar la sonda a la articulación inflamada, tanto menor será la frecuencia de sonido que se requerirá. Y a la inversa, cuanto más masa y volumen muscular existan entre la sonda y la articulación inflamada, más alta deberá ser la frecuencia, o sea, que el terapeuta tiene que "subirle más al volumen". Luego de penetrar la piel, lo que hacen las sondas de sonido es calentar el área, y con ello incrementar la circulación en esa zona del cuerpo. Asimismo, las ondas de sonido actúan para poder "aliviar" directamente los músculos inflamados.

Hemos tenido muy buenos resultados con este procedimiento, y a nuestros pacientes los ha ayudado reduciéndoles su dolor e incrementando su rango de movimiento. Sin embargo, es un procedimiento que debe supervisarse cuidadosamente, a fin de evitar lesiones o quemaduras en los músculos.

Estimulación eléctrica

La estimulación eléctrica es una técnica muy útil para aliviar el dolor asociado con lesiones en articulaciones múltiples y tejido suave. Este tratamiento incrementa la circulación y el rango de movimiento del paciente al hacer decrecer directamente los mensajes de dolor y la inflamación. La sonda estimulante emite información eléctrica, la cual envía pulsaciones a las terminaciones nerviosas. Esto bloquea el flujo de los mensajes de dolor al sistema nervioso, produciendo con ello analgesia. Además, la sonda eléctrica puede en realidad estimular la liberación de endorfinas (las sustancias químicas calmantes del cerebro) y de nuevo el dolor se ve disminuido.

La estimulación eléctrica se lleva a cabo utilizando un equipo potente (y costoso) y bajo la supervisión de un terapeuta.

Otro tipo de estimulación puede inducir una reeducación del músculo. La estimulación eléctrica a través de electrodos coloca-

Terapia física

dos en determinado músculo pueden de hecho fortalecer éste, incrementando su tono, y permitiendo que se contraiga de una manera más adecuada que antes. Esta técnica a menudo se utiliza en combinación con la biorretroalimentación, la relajación o la inducción de imágenes. El objetivo es mejorar la función tanto del músculo como de la articulación y finalmente aliviar el dolor.

Fonoforesis

La fonoforesis es una técnica sumamente simple y eficaz en la cual se aplican medicamentos en las áreas inflamadas de manera local (en la superficie cutánea). Luego, se utiliza una sonda eléctrica estimulante para conducir los medicamentos antiinflamatorios y analgésicos locales a través de la piel. El procedimiento constituye una aplicación directa de medicamentos antiinflamatorios y calmantes a las articulaciones afectadas.

La sonda puede penetrar a una profundidad de cinco a seis centímetros, lo que hace que este tratamiento sea muy efectivo para las articulaciones y los músculos inflamados. Además, la fonoforesis es útil para la atención de heridas, flujo sanguíneo acelerado y restablecimiento muscular, posteriores a una lesión o traumatismo.

Fomentos calientes

En oposición a la creencia popular, aplicar fomentos calientes resulta más complicado que simplemente colocar una almohadilla térmica sobre la articulación inflamada de una persona. En un escenario de terapia física, el procedimiento implica utilizar una almohadilla calentada a alta temperatura con una sustancia especial absorbente del calor en su centro. Esta sustancia especial se calienta en una unidad química llamada hidrocolador, y deberá tomarse la precaución necesaria para evitar quemaduras en los músculos.

Capítulo 6

Esta técnica es sumamente eficaz en combinación con otras terapias, especialmente aquellas que incrementan el flujo sanguíneo y de nutrientes hacia las articulaciones inflamadas. Los fomentos calientes se aplican por espacio de veinte a cuarenta minutos, tras de los cuales los mecanismos naturales de defensa del cuerpo entran en acción tratando de bloquear los efectos positivos del calor. Como consecuencia, luego de ese punto, el beneficio se termina; una aplicación continuada podría agravar el problema.

Crioterapia

La crioterapia es una aplicación terapéutica con base en hielo, masaje con hielo y fomentos fríos. Puede ser extremadamente eficaz para reducir los espasmos, la inflamación de articulaciones y el dolor. Muchas personas no tienen una idea precisa de cómo deberá usarse el hielo en el curso de una lesión. Nuestros terapeutas físicos consideran que en la mayoría de los casos, el hielo deberá aplicarse a tina inflamación severa y a lesiones agudas (o resurgimiento de lesiones) en el curso de las primeras cuarenta y ocho horas. Nosotros les indicamos a nuestros pacientes que se apliquen hielo de la siguiente manera: colocándolo por veinte minutos y retirándolo por una hora, permitiendo con ello que la circulación sanguínea opere con la máxima eficiencia.

Lo que hace el hielo es cerrar los pequeños vasos sanguíneos, reduciendo así el flujo de la sangre y por consiguiente disminuyendo la inflamación. Sin embargo, si el hielo se deja por más de veinte minutos, los mecanismos naturales de defensa del cuerpo reaccionarán, abriendo los vasos sanguíneos y de hecho ocasionando un congelamiento físico.

Terapia física

Terapia miofacial

La terapia miofacial es el tratamiento del músculo o, más correctamente, del recubrimiento del músculo que actúa como una envoltura protectora. En pacientes con artritis, los músculos frecuentemente se inflaman justamente igual que las articulaciones. Y una vez que el músculo se inflama, la envoltura o recubrimiento se ve afectado. Este recubrimiento tiene un suministro sanguíneo muy limitado para su nutrición. De ahí que a menudo permanezca inflamado debido a la falta de nutrientes. Con frecuencia, el recubrimiento inflamado restringe la función muscular normal y el rango de movimiento (el mecanismo protector del músculo para evitar aún más irritación). Frecuentemente, se desarrollan activadores musculares, los cuales envían incluso más mensajes de dolor a una articulación ya de por sí inflamada y adolorida.

El activador también evita que exista un rango completo, natural, de movimiento y extensión del músculo, de esa forma debilita el músculo y hace que otros músculos entren en acción para compensar, incrementando con ello la presión en la ya dañada y dolorosa articulación artrítica.

Una de las técnicas más eficaces que se llevan a cabo en nuestra clínica se denomina "aplicar spray y estirar". En este caso, al utilizar un spray con base en fluorometano para crioterapia, el músculo y la articulación se enfrían y acto seguido se estiran. Otra técnica útil se llama masaje del punto activador: se inicia aplicando una presión muy suave con las puntas de los dedos, y luego incrementando lenta y continuamente la intensidad de la presión y tensión, esto finalmente logra que el activador se "libere". En ese momento, el músculo puede estirarse y funcionar en su rango normal de movimiento, pudiendo el músculo contraerse completamente. Con frecuencia esto alivia por completo la condición dolorosa del músculo del paciente.

Capítulo 6

Tracción

A veces recomendamos la terapia de tracción a nuestros pacientes que sufren de artritis de la espina cervical o del cuello. Y si bien esto puede practicarse en casa, a menudo practicamos esta terapia primero en nuestra oficina. En la terapia de tracción, las articulaciones en realidad se separan físicamente (en grado mínimo) a fin de aliviar la presión que sufre la articulación; a menudo esto se efectúa en los casos de artritis de columna (como sucede en la tracción de cuello o espalda). Existen dos tipos de terapia de tracción (además de variaciones); la mecánica y la manual.

En la terapia de tracción mecánica, el terapeuta físico utiliza un dispositivo de tracción mecánica en el cual se puede ajustar la presión y la velocidad del estiramiento (o destrucción) de las articulaciones. Se realizan medidas precisas en cuanto a la cantidad de peso en kilogramos empleados para separar las articulaciones. Estos valores pueden reproducirse de visita a visita a fin de constatar los avances del paciente. La presión de la tracción que se aplica con una máquina bien puede ser constante (continua) o bien intermitente; cada paciente responde a un tipo diferente de presión. Se establecen límites de tiempo, a fin de evitar cualquier tipo de lesión muscular en el cuello. A menudo, luego de efectuar la tracción mecánica, los pacientes experimentan un alivio completo de su dolor de cuello, así como de su referido dolor de cabeza.

El segundo tipo de tracción, la tracción manual, se ve limitada por el tiempo en que el especialista pueda en realidad separar la articulación; asimismo, no hay forma de medir la presión que se aplique o bien reproducir la sesión exactamente en la siguiente visita de terapia. No obstante, hemos podido observar que la tracción manual combinada con otras terapias es sumamente eficaz. Es una técnica muy practicada entre los médicos quiroprácticos, en combinación con otros ajustes de las articulaciones.

Terapia física

Ejercicio terapéutico

El objetivo subyacente en cualquier programa de terapia pasiva es educar a los pacientes en cuanto al uso adecuado de sus articulaciones y músculos, y permitir que ellos continúen la intervención terapéutica autodirigida (la terapia pasiva es una terapia que se le practica a usted, en comparación con la terapia activa, en la cual usted realiza algo, como puede ser ejercicio). Como ya lo hemos explicado en alguna otra parte de este libro, un estilo de vida en general saludable y específicamente un programa de estiramiento es un factor clave para su salud. El entrenamiento no es fácil, pero es posible aprenderlo a través de la práctica.

El ejercicio terapéutico bajo la guía de un terapeuta físico debidamente autorizado le enseña cómo utilizar apropiadamente sus articulaciones. Aprenderá también a utilizar las máquinas de resistencia y cómo realizar actividades tonificantes, de estiramiento y fortalecimiento y rango de movimiento. Además, los terapeutas le explicarán sus límites personales de peso, número de repeticiones, frecuencia y su marco de tiempo entre ejercicio y circuito de entrenamiento (utilizando diversas máquinas en un régimen preestablecido, al igual que en un club atlético). Utilizarán varias máquinas y técnicas a fin de ayudarle a lograr un acondicionamiento corporal completo en un ambiente seguro, tranquilo y controlado.

Un estilo de vida saludable 7

Hemos abordado una diversidad de aspectos sobre la artritis, pero también es importante tener presente que las personas que padecen este desorden a veces sufren de otros problemas médicos, todo lo cual puede conducir a una espiral descendente. Uno de los principales problemas es el de estar pasado de peso, en este capítulo ofrecemos algunas recomendaciones que le pueden ayudar a combatir este problema. También, es probable que esté consumiendo el tipo de alimentos equivocado y/o que esté teniendo problemas con sus lapsos de sueño. Para ello tenemos consejos que puede poner en práctica de inmediato. Recuerde: ¡es posible contrarrestar esa espiral descendente!

Si usted sufre de severos dolores en las articulaciones de las rodillas, tobillos o caderas (y en ocasiones en la espalda baja), probablemente no esté en la mejor disposición de salir de su casa a ejercitarse. Como consecuencia, su nivel metabólico general disminuye, su peso aumenta, su corazón tiene que trabajar más, sus pulmones no bombearán el oxígeno de una manera tan eficiente, y su sangre no circulará tan bien. Su condición médica general empezará a deteriorarse. En este capítulo, expondremos la importancia que tiene el ejercicio para todo el mundo, particularmente para quienes sufren de dolores artríticos. Tenga presente que la mayoría de las terapias que hemos descrito en este libro casi siempre tienen mejores resultados cuando se combinan con ejercicio, una mecánica adecuada del cuerpo, nutrición general y buenos hábitos de vida.

El problema de la obesidad

La obesidad es una enfermedad grave, y en ocasiones devastadora, para mucha gente. Si usted pesa 20 por ciento más de su peso corporal ideal, puede considerarse una persona "obesa". Pero si usted pesa 50 kilos o más de su peso corporal ideal, entonces es "mórbidamente obesa".

Llevar encima diez o quince kilogramos adicionales, cuando no 50, representa una carga excesiva para el sistema musculoesquelético de su cuerpo, y esto puede provocar daño a los músculos, ligamentos, tendones y los tejidos suaves, y sobre todo en el caso de la persona que padece artritis, a las articulaciones y cápsulas de las articulaciones.

La mayoría de los pacientes que sufren de artritis saben por que cargan con ese peso adicional: proviene de su incapacidad para ejercitarse, y esto hace que el dolor y el sufrimiento continúen.

Pruebas recientes muestran que las personas con exceso de peso tienen riesgos significativamente mayores de contraer artritis en las rodillas, y probablemente también de tenerla en caderas y manos. También existen grandes posibilidades de que se suscite otro tipo de problemas médicos serios, como diabetes y enfermedades de las coronarias (estrechamiento de la arterias que fluyen directamente a través del músculo cardiaco).

Así que si usted tiene exceso de peso y también artritis, ¿qué deberá hacer? En primer lugar, tenga presente que estar excedido de peso es un problema común entre quienes sufren dolores artríticos. Entonces implante en su vida un programa de ejercitación,

Un estilo de vida saludable

así como una dieta saludable; éstas son formas adecuadas de perder peso. En ocasiones, los medicamentos para pérdida de peso también funcionan bien.

Usted es precisamente aquello que come

Hemos oído decir que el remedio de la sopa de pollo es una cura para el resfriado común. Actualmente, la investigación científica está demostrando que la sopa de pollo y muchos otros elementos dietéticos simples están marcando la pauta para aliviar el dolor artrítico. En un estudio, un hospital de enseñanza de Harvard creó una "sopa de pollo" con base en colágeno y proteína extraídas de huesos de pechuga de pollo combinados en una ligera solución de vinagre. La probaron en pacientes con artritis, y esto los hizo sentirse mejor.

En otro caso, el doctor Norman Childers descubrió que al eliminar alimentos de la familia de los solanos (como jitomates, papas, berenjenas y pimientos) de su propia dieta, así como el tabaco, consiguió aliviar sus dolores artríticos. Su teoría es que los alcaloides de estos alimentos, consumidos en bajas dosis durante un periodo prolongado se acumulaban propiciando una inflamación adicional e irritación en las articulaciones. También consideró que estos agentes inhibían la restitución normal del cartílago en las articulaciones dañadas.

¿Recuerda cuando su mamá le decía que no olvidara comerse todo el brócoli y otros vegetales verdes que ella le daba? Pues sepa que nuevamente ella tenía razón. Resulta que las frutas y verduras frescas son ricas en antioxidantes y ácidos grasos esenciales, sustancias benéficas que su cuerpo necesita para llevar a cabo todos los procesos químicos que ocurren millones de veces al día.

Capítulo 7

La viveza mental y su dieta

¿Qué relación hay entre la dieta y la depresión, y el hecho de ser mentalmente perezoso?

Una nueva rama de estudio, llamada neurociencia nutricional básicamente plantea lo siguiente: somos aquello que comemos. Esto significa que usted se sentirá bien o mal según lo que coma, o bien se mostrará agudo y alerta o lento y somnoliento, de acuerdo con lo que consuma.

En un estudio de investigación se concluyó que los animales que eran alimentados con concentraciones elevadas de ácidos grasos esenciales se mostraban más vigorosos, aprendían más rápido y mostraban un comportamiento menos agresivo que aquellos que no consumían la misma dieta enriquecida. En otro caso, en un estudio en seres humanos se observaron dos factores: el estado de ánimo y la dieta, y se detectó que los individuos que seguían la dieta "norteamericana" (con base en comidas rápidas, abundantes en colesterol y bajas en frutas y vegetales) se distinguían por ser significativamente más deprimidos y clasificaron su nivel de energía mucho más bajo que aquellos que consumían una dieta balanceada.

¿Alguna vez se ha puesto a pensar por qué mamá sabía tanto? ¿Recuerda que ella le decía que el pescado es "bueno para el cerebro"? Bueno, pues resulta que el pescado de agua dulce es extremadamente rico en ácidos grasos esenciales (de nuevo, las sustancias benéficas que nuestros cuerpos tanto necesitan), así que una vez más mamá tenía razón. Coma su pescado: pensará más rápido, tendrá más energía, mejorará su estado de ánimo y, claro, ¡se sentirá mejor y con menos dolores en sus articulaciones!

Niveles de vitamina D

En varios artículos de reciente aparición se ha comentado acerca de la ingestión dietética en relación con niveles de suero de la vitamina D y de qué manera se relaciona con el avance de la osteoartritis. En un artículo que apareció en *Annals of Internal Medicine* (septiembre de 1996), se dice que bajos niveles de suero de la vitamina D y un bajo consumo de vitamina D parecen estar asociados con un mayor riesgo de desarrollar osteoartritis en la rodilla.

Como varios nutriólogos generales lo han sabido por algún tiempo, el metabolismo normal de los huesos depende en gran medida de la presencia de la vitamina D, la cual se deriva en gran medida de la dieta que uno consume o de la exposición de la piel a los rayos ultravioleta.

El decremento en los niveles sistémicos de vitamina D puede tener un efecto negativo en el cuerpo, propiciando condiciones tales como deficiente metabolismo del calcio, un deterioro en la densidad del hueso y la matriz ósea, y una disminución en la actividad de la formación ósea. Por lo tanto, los niveles bajos de vitamina D pueden provocar una insuficiente restitución del tejido, escasa densidad ósea e incluso fracturas. Existen nuevos medicamentos que pueden ayudar a que el cuerpo absorba y almacene vitamina D y evite estos problemas. Fosamax, Calcimar y Didronel son sólo unos cuantos de los muchos medicamentos disponibles. Deberán seleccionarse cuidadosamente los pacientes con relación a estos medicamentos y deberán también efectuarse subsecuentes evaluaciones de la presión sanguínea, así como pruebas de la densidad ósea.

Para complicar más la ecuación, está el hecho de que las personas que ya sufren de artritis pueden tener más inflamación y a su vez más erosión y degeneración de los huesos y articulaciones que si ya tuvieran "huesos blandos". Hay estudios que parecen apoyar el descubrimiento de que la condición artrítica aunada a una deficiente ingestión de vitamina D desencadenan en una situación desfavorable; en tal caso, deberá incrementarse el consumo de tal vitamina.

Vitamina C

Algunos estudios han demostrado que las personas artríticas muestran mejorías al incrementar moderadamente su consumo de vitamina C. De hecho, las simples modificaciones dietéticas pueden formar parte del enigma para evitar el avance de la artritis en determinadas personas.

Duerma bien y siéntase bien

Los pacientes que sufren de severos dolores artríticos a menudo tienen serios problemas para dormirse y mantener un adecuado ciclo de sueño. Nosotros creemos firmemente que el sueño forma parte del proceso curativo. Estudios recientes revelan que durante las etapas profundas del sueño, los sujetos de prueba empiezan a sanar sus músculos, tejido y articulaciones. Por desgracia, también hemos documentado, a través de estudios sobre el sueño, que la gente que sufre dolores artríticos crónicos tienen muchos problemas para lograr ese sueño profundo y renovador.

Si usted sufre de insomnio y tiene problemas para mantenerse dormido o se despierta muy temprano, su proceso renovador a menudo se ve descompensado. Se siente entonces desganado, letárgico y fatigado durante el curso del día, y esto influye de manera negativa en sus dolores artríticos. En vista de que se siente tan fatigado, tiene menos energía para realizar sus actividades y, por lo tanto, es menos lo que hace. Su metabolismo es más lento, y sube de peso, se siente más cansado, y hace incluso menos cosas. Éste es el inicio del ciclo cuesta abajo, no condicionado, ciclo que definitivamente requiere ser interrumpido.

Un estilo de vida saludable

Antes de que pueda corregir este problema, debe identificar qué es lo que lo causa. ¿Es exclusivamente el dolor lo que lo mantiene despierto? ¿Pueden ser los productos químicos o alimentos que ingiere antes de irse a acostar? O tal vez sea el estrés de su estilo de vida. O quizá el ambiente en el que duerme simplemente no es propicio u hospitalario.

Tal vez le parezca extraño, pero uno de los principales desencadenantes del insomnio son los medicamentos para dormir. Mientras éstos bien pueden funcionar por unos cuantos días, la mayoría de ellos están concebidos para emplearse por un breve lapso. Consumir con regularidad medicamentos para dormir puede provocar un "fenómeno de rebote", o insomnio secundario, desorden que es muy difícil de tratar.

En seguida, proporcionamos unos cuantos lineamientos simples y básicos para aquellos pacientes que tienen problemas con su sueño:

- No tome ningún tipo de cafeína o medicamento estimulante cerca del momento de acostarse. Digamos dos horas antes de irse a la cama. Algunos expertos van más allá, y recomiendan prescindir por completo de cualquier tipo de cafeína, sin importar la hora, ya que ésta puede actuar como un irritante del sistema nervioso.
- Evite consumir bebidas alcohólicas antes de acostarse. Mientras que la idea de un último trago o "simplemente algo que me ayude a conciliar el sueño" puede ser atractiva, el alcohol irrita, inflama y deprime el sistema nervioso, provocando finalmente un fenómeno de rebote, el cual hace que su sistema nervioso se despierte al cabo de unas cuantas horas.
- Si de ninguna manera puede conciliar el sueño, entonces levántese. Le recomendamos a nuestros pacientes que hagan algo más en lugar de permanecer en la cama, martirizados por el hecho de no poder dormir. Esto simplemente pro-

Capítulo 7

voca sentimientos de frustración y ansiedad, y propicia una disfunción adicional en el proceso del sueño.

☞ No tome pequeñas siestas durante el día. Si no se siente con sueño a la hora de acostarse debido a que se ha tomado sus descansos a lo largo del día, entonces no conseguirá dormir de manera adecuada.

☞ No se vaya a la cama enojado, alterado o con estrés. Esto parece sencillo, pero no deja de sorprendernos cuántas personas suelen martirizarse durante la noche, pensando y pensando en los asuntos de negocios del día, los compromisos sociales y demás. Al hacer esto, evidentemente no le dan a sus mentes la posibilidad de descansar y al mismo tiempo están bloqueando los procesos naturales restitutivos de sus cuerpos. Resulta muy fácil decir "deja de pensar en ello al irte a acostar", pero ciertamente no siempre es fácil de hacer. No obstante, el hecho de tener esto en cuenta deberá en última instancia ayudarle a tener un ciclo de sueño positivo.

Ahora que hemos hablado sobre las cosas que no se deben hacer antes de acostarse, he aquí algunas sugerencias en cuanto a lo que *puede* hacer para dormir:

☞ Practique las técnicas de relajación que expusimos antes. Pueden ser sumamente útiles para relajarse e iniciar la sensación de somnolencia, descanso y, finalmente, llegar al sueño.

☞ Asegúrese de que el ambiente en el que duerma sea adecuado para el descanso, uno en el que usted pueda estar a gusto. De ser posible, evite ruidos intensos, luces brillantes y sonidos intermitentes o periódicos. Algunas personas han encontrado útil poner alguna fuente de sonidos relajantes, como puede ser el estruendo de las olas del mar, los sonidos de una selva tropical, y demás, a fin de encubrir o disfrazar los ruidos exteriores.

☞ Hable de su problema con su médico o farmacéutico y pídale sugerencias y orientación al respecto. Los medicamentos que usted ha estado tomando por mucho tiempo probablemente se han estado acumulando en su cuerpo, metabolizándose deficientemente en su cuerpo o simplemente quedándose ahí, ocasionándole un problema con su ciclo de sueño.

☞ Siéntase en libertad de hablar con su médico acerca de otros agentes inductores del sueño además de los medicamentos de prescripción estándar. Hay reportes de que algunos complementos como la vitamina B_3, el calcio y el magnesio, así como muchas hierbas, son útiles para inducir el sueño.

El ejercicio es prioritario

Estamos firmemente convencidos de que el ejercicio no sólo es útil para combatir la artritis, sino que también es en realidad la fuente de la juventud, la cura mágica para múltiples procesos médicos.

Día con día, en nuestro centro de ejercitación y rehabilitación de columna, sabemos de pacientes cuyos doctores les dijeron "sólo se trata de artritis" y que habrían tenido que vivir soportándola, pero, luego, tras haber seguido un régimen de ejercicio que les recomendamos, nos informaron sobre las grandes mejorías que sintieron. Estas personas, antes no podían bailar, jugar tenis o golf, realizar una prolongada caminata o participar en actividades sociales. Luego de integrarse a un programa de ejercitación debidamente diseñado, su dolor artrítico general disminuyó, su condición médica mejoró y pudieron así volver a disfrutar de un estilo de vida saludable.

A menudo les recomendamos a nuestros pacientes que se inscriban en un programa de fortalecimiento, estiramiento y flexibilidad, bajo una supervisión adecuada. Nosotros nos basamos en un artículo publicado en el *British Journal of Rheumatology*, en el cual un estudio reveló que las personas que entrenaban en un programa de ejercitación en casa, sin involucrarse en un programa formal, no tenían tan buen rendimiento ni tampoco continuaban en el programa por tanto tiempo como aquellas que se sometían a un programa formal.

Incluso, luego de participar en un programa dirigido, algunas personas todavía no son capaces de realizar actividades agresivas. A menudo iniciamos a estos individuos en un programa de ejercitación en silla. Mover las extremidades mientras la persona permanece sentada puede ser un método sencillo, seguro y eficaz, y al mismo tiempo puede mejorar la circulación y el patrón normal de respiración. Luego de una semana o dos, cuando esto ha dejado de representar un reto, agregamos entonces pesos, y en esa etapa nos gusta usar la expresión "la sopa representa un buen peso". Levante una lata llena de sopa y haga pequeñas flexiones de bíceps mientras mueve las extremidades estando sentado. Este ejercicio es fácil de realizar y puede mejorar la condición cardiovascular.

Cuando las flexiones de bíceps combinadas con los movimientos de las extremidades dejan de ser un desafío, hacemos que nuestros pacientes realicen levantamientos de brazos, indicándoles que levanten las latas a los costados directamente a la altura de la parte media del hombro y luego de vuelta hacia abajo. De ahí puede avanzar hasta levantar las latas por encima de sus cabezas combinado con movimientos de las extremidades inferiores sentados en una silla. Sí pueden tolerar esto, entonces generalmente podrán pasar a una participación adicional, por lo general en un centro de acondicionamiento físico.

La terapia acuática es ideal para nuestros pacientes que tienen malestares artríticos. La flotabilidad del agua los eleva, de modo que no existe presión en la articulación, aliviando así dolores de caderas, espalda baja, rodillas y tobillos. Caminar en el agua es una terapia muy eficaz; se basa en el principio de la resistencia progresiva: cuanto más rápido se camine en este elemento, tanto mayor será la intensidad con que el agua nos empuje hacia atrás, y tanto más progresiva se tornará la resistencia. Una sesión de caminata a buen paso de veinte a treinta minutos en la parte poco profunda de una alberca, de ida y vuelta, puede ser un ejercicio aeróbico sumamente completo. Los dispositivos económicos como flotadores y accesorios para los brazos también puede ser útiles para ejercitar estas extremidades en esa parte de la alberca, a fin de aumentar la fortaleza y coordinación de la parte superior del cuerpo, así como reducir la presión y los dolores en las articulaciones.

Cualquiera que sea el ejercicio que elija, ¡practíquelo!

El concepto más importante en relación con el ejercicio –más que dónde realice éste, quién lo supervise, o qué cantidad de él practique– es "Lo que no se usa se atrofia". Si usted no realiza las actividades, sus músculos se contraerán y sus huesos y articulaciones se hincharán e inflamarán; y ciertamente no habrá ninguna ganancia en flexibilidad, fortaleza, estamina o resistencia.

Del lado de los beneficios, cuanto más utilice sus músculos, articulaciones, ligamentos y extremidades, en mejor condición se hallará. Algunos médicos han sostenido en el pasado (de manera incorrecta) que el ejercitar en forma continua lleva realmente a un deterioro de las articulaciones de las rodillas, tobillos, caderas y espalda baja. Un artículo publicado en el *Journal of ihe American Geriatric Society* (enero de 1996) muestra que las lesiones musculoesqueléticas rara vez ocurrían al realizar ejercicio, y de hecho no se observaron lesiones mayores durante el estudio. Los ciclos de ejercitación estacionarios, de intensidad moderada, y el entrenamiento de fuerza al parecer no exacerbaban los síntomas en las articulaciones de adultos mayores.

Además, un estudio publicado en el *Arthritis and Rheumatology Journal* (enero de 1996) revela que la vigorosa actividad que se despliega al correr no incrementaba el dolor musculoesquelético con la edad. De hecho, había, sobre todo en el caso de las mujeres, una disminución del dolor. Asimismo, se asociaban a la vigorosa actividad física menores índices subjetivos de dolor en comparación con las posiciones sedentarias.

Una vez más el ejercicio ha demostrado ser un antídoto para el dolor artrítico, así como para muchas otras condiciones médicas. En el siguiente capítulo, demostraremos algunos ejercicios de estiramiento muy simples y directos que permiten que usted se inicie en un programa de terapia en casa.

Tensiones para la salud 8

Los siguientes ejercicios pueden servirle para incrementar, sin riesgo, su fuerza muscular; resistencia, rango de movimiento y flexibilidad, tanto de la parte superior como inferior de su cuerpo. Si se realizan con regularidad, estos ejercicios pueden estabilizar y dar un mayor soporte a su espina dorsal, pelvis, tronco, articulación acromioclavicular y extremidades inferiores. Además, se incluyen ejercicios que le ayudarán a fortalecer sus muñecas, manos y dedos. Practicando estos ejercicios, podrá reducir la presión en sus articulaciones, incrementar el rango de movimiento de las articulaciones inflamadas, y aliviar el dolor y el sufrimiento provocados por la artritis.

La mayoría de estos ejercicios deberán realizarse con bandas de resistencia a fin de ofrecer un programa de ejercitación de resistencia progresiva. Existen diversos niveles de resistencia. Una vez que pueda completar 3 series de 15 repeticiones sin dolor o incomodidad, puede considerar la posibilidad de incrementar la resistencia de la banda.

Los niveles de resistencia disponibles por lo general son media, pesada y extra pesada. Las bandas de ejercitación pueden conseguirse en farmacias.

Capítulo 8

ANTES DE INICIAR

¡Caliente siempre antes de empezar!

Un buen lapso de calentamiento antes de ejercitarse es esencial para preparar el cuerpo para una mayor actividad y así reducir las posibilidades de lesiones.

Un proceso activo de calentamiento hace que aumente la temperatura del tejido que rodea la articulación y contribuye a mejorar la flexibilidad muscular.

El calentamiento deberá consistir en practicar una actividad continua, como puede ser caminar, andar en bicicleta o mover las extremidades inferiores sentado por espacio de 5 a 10 minutos, seguido de una serie de ejercicios ligeros de estiramiento. Además de ello, deberá estirarse después de cada sesión de entrenamiento de fuerza, a fin de permitir que sus músculos se recuperen adecuadamente, lo que le ayudará a evitar que los músculos y las articulaciones queden doloridos.

Principios de ejercitación para los estiramientos

- ☞ Los ejercicios que se ilustran en este capítulo deberán practicarse tres veces a la semana a fin de alcanzar el fortalecimiento óptimo de los grupos de músculos deseados y poder obtener el alivio al dolor de la articulación. Deje un día de descanso entre sesión y sesión de estiramiento.
- ☞ La postura del cuerpo es esencial, sobre todo en el caso de los ejercicios que se practican de pie. Párese con los pies separados con un ancho similar al de los hombros, contraiga los músculos abdominales, ponga derechos sus hombros, y relaje las rodillas. Mantenga una buena postura durante toda la realización del ejercicio. Sus ojos deberán permanecer abiertos todo el tiempo a fin de ayudarle a mantener el equilibrio.

Tensiones para la salud

- Al realizar cada ejercicio, haga trabajar los músculos en el rango completo de su movimiento. No limite las articulaciones.
- *No contenga la respiración*. La respiración deberá ser lenta, rítmica y controlada. Exhale lentamente mientras mueve la primera o más difícil fase de estiramiento. Respire lentamente mientras mantiene el estiramiento. Inhale mientras vuelve a la posición inicial.
- Suspenda de inmediato la ejercitación si siente dolor en el pecho, que le falta el aire o se siente mareado o con malestar en el estómago.
- Realice cada ejercicio de una manera lenta y controlada. No permita que sus extremidades reboten o brincoteen. Controle todos los movimientos durante todo el rango de movimiento.
- Mueva suavemente una articulación inflamada (aquella que esté caliente, enrojecida, hinchada o con dolor) a lo largo de todo su rango de movimiento.
- *No* efectúe el estiramiento más allá del punto de incomodidad. Estire hasta la posición en que sienta una tensión moderada en el músculo, sostenga ahí de 1 a 3 segundos, y luego relaje. Suspenda el ejercicio antes de llegar al punto del dolor.
- Utilice un objeto estable, como una silla o alguna cómoda para mantener el equilibrio al realizar el ejercicio de la parte inferior del cuerpo.
- Fortalezca todos los grupos de músculos mayores y realice un número igual de ejercicios (repeticiones) a cada lado del cuerpo. Esto disminuirá la posibilidad de desarrollar desequilibrios musculares.
- Inicie cada ejercicio con 1 serie de 10 repeticiones.
- Agregue de 5 a 10 repeticiones a medida que el ejercicio se haga más fácil.

Capítulo 8

☞ Los ejercicios realizados con una técnica y/o resistencia inadecuada no facilitarán el fortalecimiento de los grupos de músculos deseados. Observe las ilustraciones con frecuencia para asegurar una realización adecuada.

PARA REDUCIR ARTRITIS DE HOMBROS Y BURSITIS

Flexión de hombros

Posición. Siéntese en el borde de una silla o párese sobre una superficie firme, sosteniendo la banda a la altura de las caderas o la cintura.

Movimiento. Levante o extienda un brazo en dirección al techo, manteniendo el codo derecho. Haga que su pulgar apunte hacia el techo. Sostenga así de 1 a 3 segundos en el punto más elevado. Regrese lentamente a la posición inicial. Repita lo mismo del lado contrario.

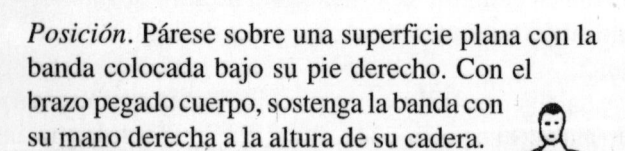

Posición. Párese sobre una superficie plana con la banda colocada bajo su pie derecho. Con el brazo pegado cuerpo, sostenga la banda con su mano derecha a la altura de su cadera.

Movimiento. Levante un brazo en dirección al techo. Mantenga el codo derecho y con el pulgar apuntando hacia el techo. Sostenga de 1 a 3 segundos. Lentamente vuelva a la posición inicial. Repita lo mismo del lado contrario.

Tensiones para la salud

Posición. Párese sobre una superficie plana con la banda colocada debajo de sus dos pies. Mantenga sus rodillas y codos ligeramente flexionados. Con los brazos pegados a los costados, sostenga la banda al nivel de las caderas.

Movimiento Levante los brazos hacia el techo. Mantenga los codos derechos y el pulgar en dirección al techo. Sostenga de 1 a 3 segundos. Lentamente vuelva a la posición inicial.

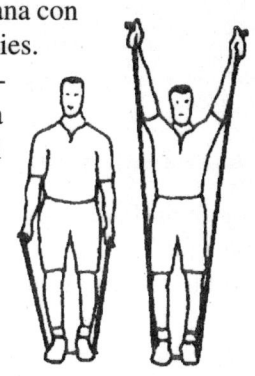

Extensión de hombros

Posición. Párese sobre una superficie plana sosteniendo la banda a la altura de su cintura.

Movimiento. Extienda su brazo izquierdo hacia atrás, más allá de la cadera. Mantenga el codo izquierdo derecho. Mantenga el brazo derecho a la altura de su cintura. Sostenga de 1 a 3 segundos. Lentamente vuelva a posición inicial. Repita lo mismo del lado contrario.

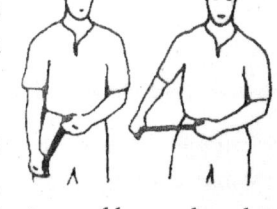

Posición. Asegure la banda a un objeto estacionario a nivel de los hombros. Párese de cara a la pared con ambos brazos extendidos a la altura de los hombros, con las palmas hacia el piso. Tome la banda.

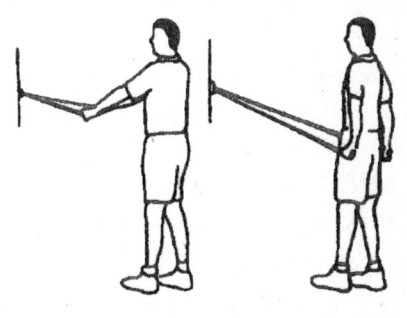

Movimiento. Baje los brazos hacia los costados ligeramente más allá de sus caderas. Haga que se junten sus omóplatos. Sostenga así de 1 a 3 segundos. Lentamente vuelva a la posición inicial.

Abducción de hombros

Posición. Párese sobre una superficie plana o siéntese en el borde de una silla. Sostenga la banda a nivel de sus caderas o cintura. Apunte su pulgar hacia el techo.

Movimiento. Levante un brazo despegándolo del costado del cuerpo. Mantenga sus codos derechos. Sostenga de 1 a 3 segundos. Lentamente vuelva a la posición inicial. Repita lo mismo del lado contrario.

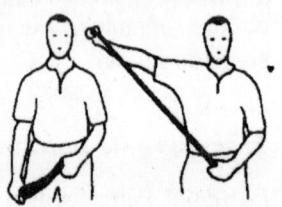

Aducción de hombros

Posición. Asegure la banda a la perilla de una puerta u objeto estacionario. Párese de modo que su cadera derecha vea hacia la banda asegurada. Entrelace la banda alrededor de su brazo derecho.

Movimiento. Con su mano derecha, jale la banda de modo que pase frente a su cuerpo. Mantenga su codo derecho. Sostenga de 1 a 3 segundos. Lentamente vuelva a la posición inicial. Repita lo mismo del lado contrario.

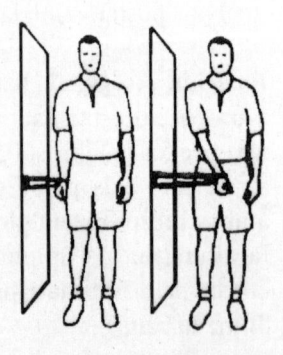

Abducción horizontal de hombros

Posición. Asegure la banda a la perilla de la puerta o a un objeto estacionario. Siéntese de modo que su costado vea hacia la puerta. Entrelace la banda en la muñeca del brazo más distante a la puerta.

Movimiento. Con el brazo más apartado de la puerta, jale la banda a través de su pecho y luego hacia el costado. Sostenga de 1 a 3 segundos. Lentamente vuelva a la posición original. Repita lo mismo del lado contrario.

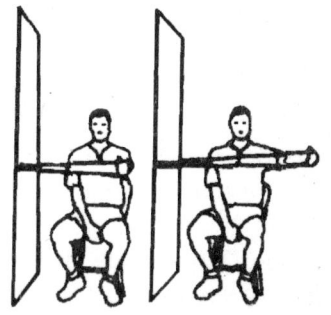

Posición. Asegure la banda a un gancho en la pared u objeto estacionario ligeramente por arriba de su hombro. Párese viendo hacia la pared con los pies separados a lo ancho de los hombros. Extienda los brazos hacia el muro, sosteniéndolos al nivel de los hombros. Las palmas deberán estar hacia dentro. Tome la banda.

Movimiento. Jale los brazos hacia atrás, manteniendo sus codos al nivel de sus hombros. Haga que se junten sus omóplatos. Sostenga de 1 a 3 segundos. Lentamente vuelva a la posición original.

Capítulo 8

Aducción horizontal de los hombros

Posición. Asegure la banda a la perilla de una puerta o a un objeto estacionario. Siéntese con la parte lateral de su cuerpo dando hacia la puerta. Entrelace la banda en la palma de la mano que está más próxima a la puerta. La palma deberá ver hacia el lado contrario de la puerta.

Movimiento. Con el brazo más cercano a la puerta tire de la banda a través de su tórax y en dirección al hombro contrario. Sostenga de 1 a 3 segundos. Lentamente vuelva a la posición original. Repita lo mismo del lado contrario.

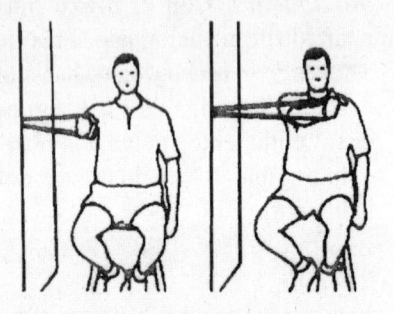

Posición. Asegure la banda a un gancho en la pared o a un objeto estacionario, ligeramente por encima del nivel de sus hombros. Párese dando la espalda hacia el muro y con los pies extendidos a lo ancho de los hombros. Extienda sus brazos hacia los costados con los codos flexionados. Las palmas deberán ver hacia el interior.

Movimiento. Empuje los brazos hacia adelante, extendiendo los hombros. Sostenga de 1 a 3 segundos. Lentamente vuelva a la posición inicial.

Modificación. Este ejercicio deberá realizarse utilizando un solo brazo a la vez.

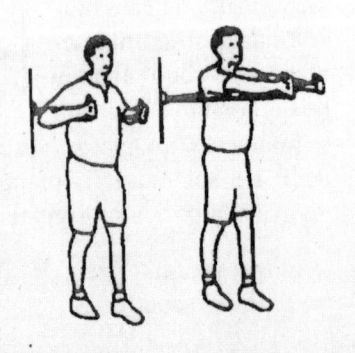

Rotación externa de hombros

Posición. Asegure la banda a la perilla de una puerta o a un objeto estacionario. Siéntese con uno de sus costados hacia la puerta. Entrelace la banda en la palma de la mano más alejada de la puerta. La palma deberá ver hacia la puerta.

Movimiento. Tire de la banda a través del cuerpo y fuera del costado utilizando el brazo que esté más apartado de la puerta. Mantenga el codo flexionado y presionándolo contra su costado. Sostenga de 1 a 3 segundos. Lentamente vuelva a la posición inicial. Repita lo mismo del lado contrario.

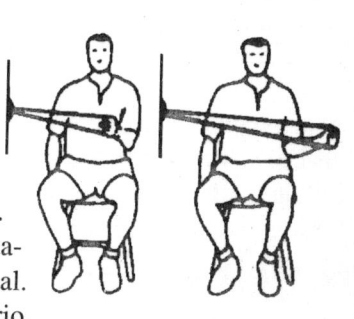

Rotación interna de hombros

Posición. Asegure la banda a la perilla de una puerta o a un objeto estacionario. Siéntese con el costado de su cuerpo viendo hacia la puerta. Entrelace la banda en la palma de la mano que esté más próxima a la puerta. La palma deberá ver hacia el lado opuesto de la puerta.

Movimiento. Tire de la banda a través del cuerpo en dirección al estómago, utilizando el brazo más próximo a la puerta. Mantenga el codo flexionado y presionándolo contra el costado de su cuerpo. Sostenga de 1 a 3 segundos. Lentamente vuelva a la posición original. Repita lo mismo del lado contrario.

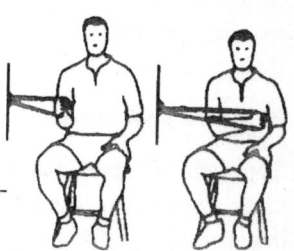

Capítulo 8

Encogimiento de hombros

Posición. Párese sobre una superficie plana con la banda colocada debajo de ambos pies. Mantenga sus rodillas y codos ligeramente flexionados. Con los brazos a los lados, sostenga la banda al nivel de sus caderas.

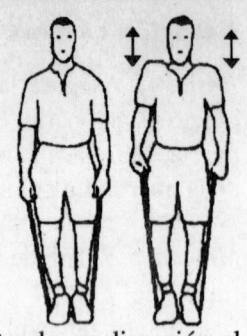

Movimiento. Encoja los hombros, levantando en dirección al techo. Sostenga de 1 a 3 segundos. Lentamente vuelva a la posición inicial.

Ejercicio del tórax

Posición. Puede ser sentado o parado con los pies separados a lo ancho de los hombros. Entrelace la banda alrededor de cada palma. Sostenga los brazos frente a su cuerpo con los codos ligeramente flexionados. Las palmas deben ver hacia el piso.

Movimiento. Extienda la banda hacia fuera, a través del pecho. Mantenga sus codos ligeramente flexionados. Sostenga de 1 a 3 segundos. Lentamente vuelva a la posición inicial.

Remando sentado

Posición. Siéntese sobre una superficie firme con las piernas separadas. Entrelace la banda bajo los talones de ambos pies. Tome cada uno de los extremos de la banda, manteniendo los codos derechos. Las palmas deberán ver hacia abajo. Mantenga una buena postura, con la espalda derecha y haciendo presión en sus músculos abdominales. Tenga ligeramente flexionadas las rodillas.

Movimiento. Guiándose con los codos, jale ambos extremos de la banda en dirección hacia su torso. Mantenga los brazos pegados a los costados del cuerpo y haga que se junten sus omóplatos. Sostenga de 1 a 3 segundos. Lentamente vuelva a la posición original.

Precaución: Es importante tener una buena postura para realizar este ejercicio. No se incline hacia adelante mientras vuelve a la posición inicial. Contraiga los músculos abdominales y mantenga su espalda derecha. Siga una técnica de respiración adecuada.

PARA REDUCIR DOLOR EN CADERA, MUSLO Y SACROILÍACO

Flexión de cadera

Posición. Asegure la banda a un gancho en la pared o a un objeto estacionario (como la pata de una mesa) al nivel de la parte media de su pantorrilla. Párese sobre una superficie plana con su espalda dando hacia la pared. Entrelace la banda alrededor de uno de sus pies. Sostenga la pierna en un ángulo de 90 grados. Mantenga ligeramente flexionada la rodilla de la pierna de apoyo.

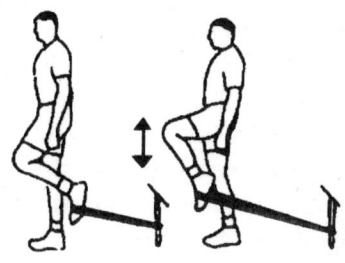

Capítulo 8

Movimiento. Levante la pierna hasta la altura de sus caderas. Sostenga de 1 a 3 segundos. Lentamente vuelva a la posición original. Repita lo mismo del lado contrario.

Posición. Asegure la banda a un gancho en la pared o a un objeto estacionario al nivel de sus tobillos. Párese sobre una superficie plana con su espalda dando hacia la pared. Entrelace la banda alrededor de su tobillo. Empiece con las piernas juntas.

Movimiento. Extienda la pierna hacia adelante, sin flexionar la rodilla. Flexione ligeramente la rodilla de la pierna estacionaria. Sostenga de 1 a 3 segundos. Lentamente vuelva a la posición original. Repita lo mismo del lado contrario.

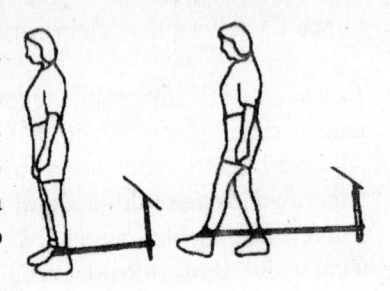

Extensión de cadera

Posición. Asegure la banda a un gancho en la pared o a un objeto estacionario, a nivel de los tobillos. Párese sobre una superficie plana viendo hacia el muro. Empiece con ambas piernas juntas.

Movimiento. Extienda la pierna hacia atrás, manteniendo una ligera flexión de la rodilla. *No* se incline hacia adelante. Sostenga la tensión de 1 a 3 segundos. Lentamente vuelva a la posición original. Repita lo mismo del lado contrario.

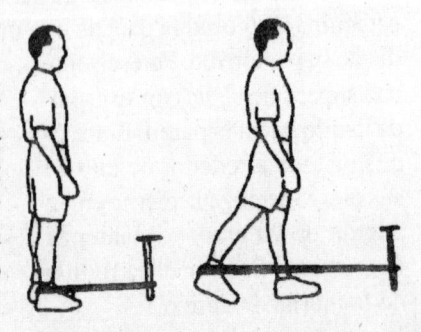

Abducción de cadera

Posición. Asegure la banda a un gancho en la pared o a un objeto estacionario al nivel de los tobillos. Párese con el costado de su cuerpo viendo hacia la batida asegurada. Entrelace la banda por arriba de su tobillo en la pierna que esté más alejada de aquélla. Inicie con ambas piernas juntas.

Movimiento. Lentamente mueva la pierna que tiene la banda hacia un costado, manteniendo ligeramente flexionadas las rodillas. Sostenga de 1 a 3 segundos. Lentamente vuelva a la posición inicial. Repita lo mismo del lado contrario.

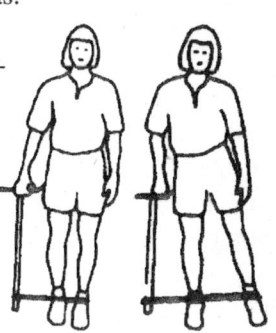

Aducción de cadera

Posición. Asegure la banda a un gancho en la pared o a un objeto estacionario a nivel de los tobillos. Párese con el costado de su cuerpo hacia la banda asegurada. Entrelace la banda por arriba de su tobillo en la pierna más próxima a la batida asegurada. Extienda la pierna con la banda hacia el objeto asegurado. Mantenga ligeramente flexionada la rodilla de la pierna contraria.

Movimiento. Lentamente conduzca la pierna con la banda a través de su cuerpo, frente a la pierna estacionaria. Sostenga de 1 a 3 segundos. Lentamente vuelva a la posición inicial. Repita lo mismo del lado contrario.

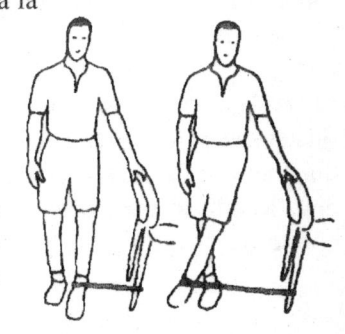

Capítulo 8

Rotación interna de cadera

Posición. Siéntese sobre una superficie firme, con la banda en torno a la pata de una silla o una mesa. Entrelace la banda en su tobillo.

Movimiento. Descansando los muslos sobre la superficie, levante ligeramente el pie que tiene la banda y mueva la parte inferior de la pierna desde el centro de su cuerpo. Sostenga de 1 a 3 segundos. Lentamente vuelva a la posición inicial. Repita lo mismo del lado contrario.

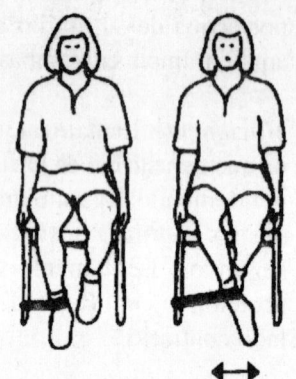

Rotación externa de cadera

Posición. Siéntese sobre una superficie firme con a banda alrededor de la pata de una silla o mesa. Entrelace la banda alrededor del tobillo.

Movimiento. Con los muslos descansando sobre la superficie, levante el pie con la banda ligeramente y mueva la parte inferior de la pierna desde el centro de su cuerpo. Sostenga de l a 3 segundos. Lentamente vuelva a la posición inicial. Repita lo mismo del lado contrario.

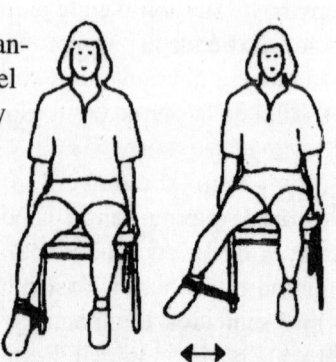

Tensiones para la salud

PARA REDUCIR ARTRITIS EN RODILLA

Flexión de rodilla

Posición. Asegure la banda al nivel de tobillo a un objeto estacionario. Siéntese sobre una superficie firme, viendo hacia la banda asegurada. Entrelace la banda alrededor del tobillo en forma de "ocho".

Movimiento. Doblando la rodilla, jale hacia atrás la pierna con la banda. Sostenga de 1 a 3 segundos. Lentamente vuelva a la posición original. Repita lo mismo del lado contrario.

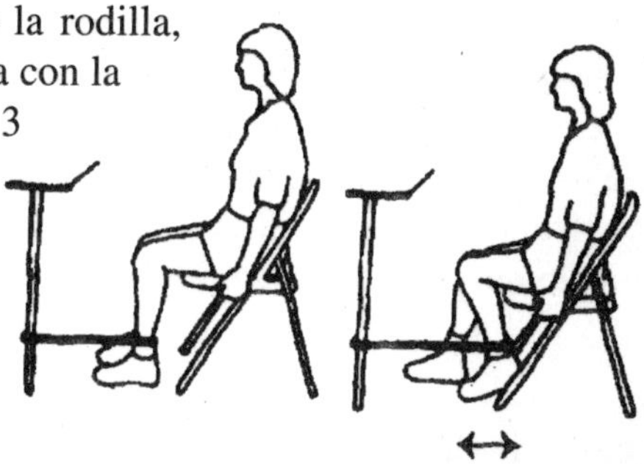

Extensión de la rodilla

Posición. Asegure la banda a nivel del tobillo a un objeto estacionario. Siéntese sobre una superficie firme, dando la espalda a la pared. Entrelace la banda alrededor del tobillo en forma de "ocho".

Movimiento. Extienda la pierna con la banda, manteniendo derecha la rodilla. Sostenga de 1 a 3 segundos. Lentamente vuelva a la posición original. Repita lo mismo del lado contrario.

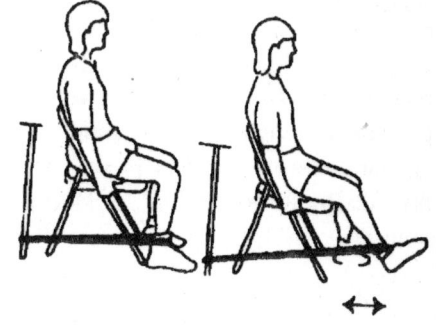

Capítulo 8

Para reducir artritis de tobillo

Inversión

Posición. Asegure la banda a un objeto estacionario. Siéntese sobre una superficie firme con la banda a uno de sus costados. Entrelace la banda alrededor de la parte media de su pie.

Movimiento. Sin despegar el talón del piso, mueva lentamente la parte delantera del pie con la banda hacia el centro de su cuerpo. Sostenga de 1 a 3 segundos. Lentamente vuelva a la posición inicial. Repita lo mismo del lado contrario.

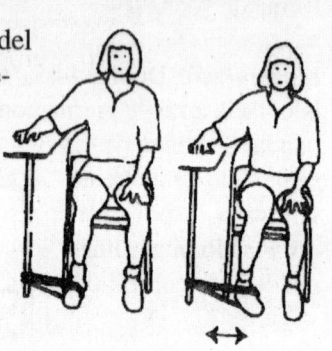

Reversión

Posición. Asegure la banda a un objeto estacionario. Siéntese sobre una superficie firme con la banda en uno de sus costados. Entrelace la banda alrededor de la porción media del pie que esté más alejado.

Movimiento; Sin despegar el talón del piso, mueva lentamente el pie con la banda hacia fuera del centro de su cuerpo. Sostenga de 1 a 3 segundos. Lentamente vuelva a la posición inicial. Repita lo mismo del lado contrario.

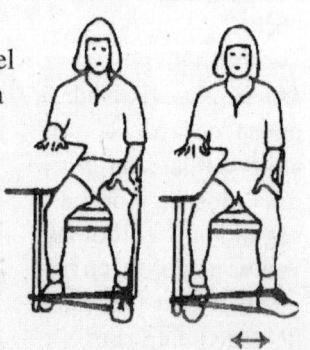

Flexión de las plantas

Posición. Siéntese sobre una superficie firme con las piernas extendidas frente a usted. Entrelace la banda en las plantas de los pies, ya sea en uno de ellos o en ambos, con los dedos apuntando hacia el cielo. Mantenga una buena postura, con la espalda derecha y haciendo presión en los músculos abdominales. Puede recargarse en la pared para dar apoyo a la espalda. Mantenga ligeramente flexionadas las rodillas.

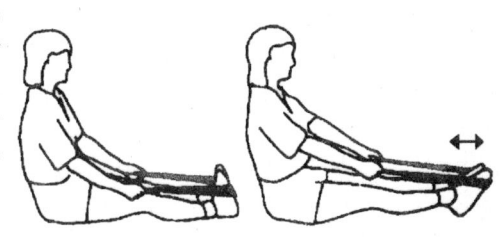

Movimiento. Dirija los dedos de los pies hacia el piso. Sostenga de 1 a 3 segundos. Lentamente vuelva a la posición original.

Flexión del empeine

Posición. Asegure la banda a un gancho en la pared o a un objeto estacionario al nivel de los tobillos. Siéntese sobre una superficie firme, como el piso, con la(s) pierna(s) extendida(s). Entrelace la banda alrededor de la parte delantera de uno de sus pies o de ambos (justo debajo de la unión de los dedos), con los dedos apuntando hacia el techo.

Movimiento. Jale el pie hacia la canilla. Sostenga de 1 a 3 segundos. Lentamente vuelva a la posición original. Repita lo mismo del lado contrario.

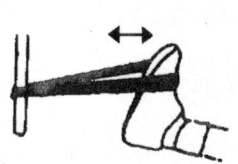

Capítulo 8

Ejercicios para articulaciones inflamadas en los dedos

Los dolores en manos, dedos, muñecas y brazos a menudo son consecuencia de dolor artrítico crónico. Si se le ha diagnosticado esta condición, o cualquier otra condición dolorosa de muñeca, mano, o dedos, los siguientes ejercicios le ayudarán a fortalecer los músculos de sus manos y brazos.

Inicie lentamente de modo que no se provoque dolor o inflamación adicional. Inicie con los ejercicios de dedos. Cuando sea capaz de completar 2 series de 15 repeticiones sin dolor e incomodidad, continúe con mano, muñeca, antebrazo y codos. Estos ejercicios se realizan mejor utilizando una pequeña tira recortada del extremo de la banda o bien una liga gruesa.

Flexión de dedos

Posición. Entrelace la banda alrededor de un solo dedo o de todos ellos, sostenga el extremo de la banda con la otra mano.

Movimiento. Jale los dedos en dirección a la palma. Sostenga de 1 a 3 segundos. Lentamente vuelva a la posición original. Repita con los otros dedos de la otra mano.

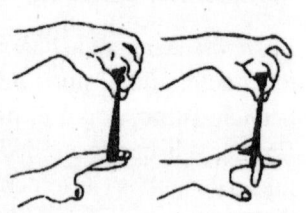

Extensión de dedos con abducción del pulgar

Posición. Entrelace la banda alrededor de un solo dedo y el pulgar, o cuatro dedos y el pulgar.

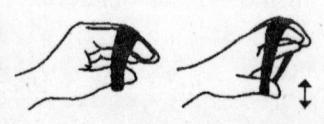

Movimiento. Ahueque ligeramente la mano, y luego extienda los dedos y el pulgar. Sostenga de 1 a 3 segundos. Lentamente vuelva a la posición original. Repita con los otros dedos de la otra mano.

Abducción de dedos

Posición. Entrelace la banda alrededor de dos dedos adyacentes o de todos ellos.

Movimiento. Separe los dedos. Sostenga de 1 a 3 segundos. Lentamente vuelva a la posición original. Repita lo mismo con la otra mano.

Extensión del pulgar

Posición. Entrelace la banca alrededor de sus dedos incluido el pulgar. La palma deberá ver hacia arriba.

Movimiento. Mueva el pulgar hacia afuera de su mano. Sostenga de 1 a 3 segundos. Lentamente vuelva a la posición inicial. Repita lo mismo con el otro pulgar.

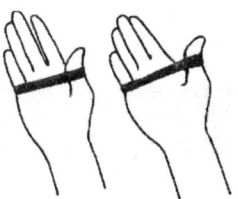

Oposición del pulgar

Posición. Entrelace la banda alrededor de la base del pulgar. Sostenga los extremos de la batida con la otra mano.

Movimiento. Mueva el pulgar con la banda hacia arriba y dé vuelta hasta tocar la punta del dedo meñique. Sostenga de l a 3 segundos. Lentamente vuelva a la posición inicial. Repita lo mismo con el otro pulgar.

Capítulo 8

PARA REDUCIR EL DOLOR EN LAS MUÑECAS

Flexión de muñeca

Posición. Apoye el antebrazo sobre una mesa o el brazo de una silla, haciendo sobresalir ligeramente la muñeca de la orilla con la palma vuelta hacia arriba. Sostenga el otro extremo de la banda bajo el pie derecho o con la otra mano al nivel de la rodilla.

Movimiento. Levante la mano derecha hacia el techo, sin despegar el antebrazo de la mesa o el brazo de la silla. Sostenga de 1 a 3 segundos. Lentamente vuelva a la posición original. Repita lo mismo con la otra mano.

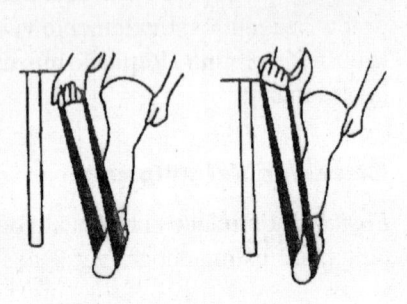

Extensión de la muñeca

Posición. Apoye el antebrazo sobre una mesa o el brazo de una silla, haciendo sobresalir ligeramente la muñeca por la orilla, con la palma hacia abajo. Sostenga el otro extremo de la banda bajo su pie derecho o con la otra mano al nivel de la rodilla.

Movimiento. Levante la mano derecha hacia el techo, sin despegar el antebrazo de la mesa o el brazo de la silla. Sostenga de 1 a 3 segundos. Lentamente vuelva a la posición original. Repita lo mismo con la otra mano.

Desviación cubital

Posición. Siéntese con el antebrazo derecho sobre una mesa, con la palma vuelta hacia ésta. Estabilice la banda con la otra mano.

Movimiento. Mueve la mano derecha hacia fuera del cuerpo. Sostenga de 1 a 3 segundos. Lentamente vuelva a la posición original. Repita lo mismo con la otra mano.

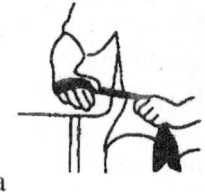

Desviación radial

Posición. Siéntese con el antebrazo derecho sobre una mesa o el brazo de una silla, haciendo que la muñeca sobresalga ligeramente de la orilla, con el pulgar apuntando hacia el techo. Estabilice el otro extremo de la banda asegurándola a la pata de la mesa o al brazo de la silla.

Movimiento. Levante su mano derecha en dirección al techo. Sostenga de 1 a 3 segundos. Lentamente vuelva a la posición original. Repita lo mismo con la otra mano.

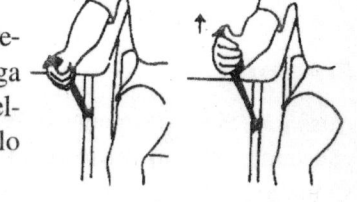

PARA REDUCIR ARTRITIS EN CODO

Flexión de codo

Posición. Siéntese en una silla que no tenga brazos. Asegure la banda a la pata derecha de la silla, a la altura de la rodilla. Entrelace la banda alrededor del antebrazo en forma de "ocho". La palma debe estar vuelta hacia el techo.

Capítulo 8

Movimiento. Levante el antebrazo derecho en dirección hacia su hombro, flexionando el codo. Sostenga de 1 a 3 segundos. Lentamente vuelva a la posición original. Repita lo mismo con el otro brazo.

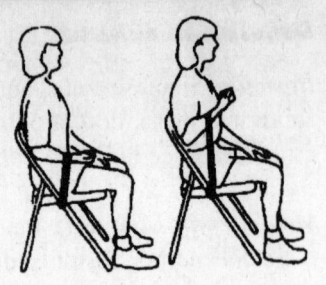

Extensión del codo

Posición. Siéntese en una silla con el codo derecho flexionado. Asegure la banda alrededor del brazo derecho de la silla. Tome la banda con la mano derecha, la palma vuelta hacia abajo.

Movimiento. Extienda su codo derecho. Sostenga de 1 a 3 segundos. Lentamente vuelva a la posición original. Repita lo mismo con el otro brazo.

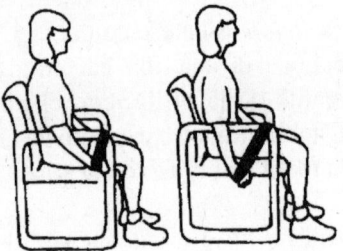

Pronación

Posición. Siéntese en una silla con el antebrazo izquierdo descansando sobre su muslo del mismo lado. Entrelace la banda en su mano izquierda, con la palma vuelta hacia arriba. Estabilice el otro extremo de la banda bajo uno de sus pies.

Movimiento. Haga rotar su palma izquierda en dirección al piso, apoyando el antebrazo sobre su muslo. Sostenga de 1 a 3 segundos. Lentamente vuelva a la posición original. Repita lo mismo con el otro brazo.

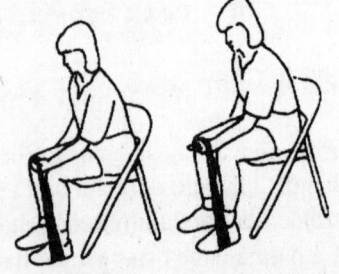

Supinación

Posición. Siéntese en una silla con el antebrazo apoyado sobre su muslo izquierdo. Entrelace la banda alrededor de su mano izquierda, con la palma vuelta hacia abajo. Estabilice el otro extremo de la banda bajo su pie izquierdo.

Movimiento. Haga rotar su palma izquierda en dirección al techo, apoyando el antebrazo sobre su muslo. Sostenga de 1 a 3 segundos. Lentamente vuelva a la posición original. Repita lo mismo con el otro brazo.

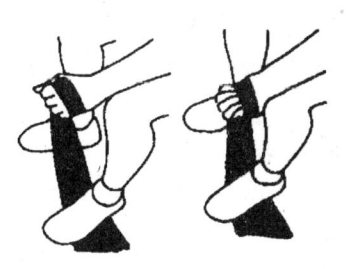

PARA REDUCIR LA ARTRITIS EN COLUMNA

Los problemas de artritis en columna pueden ser consecuencia de una deficiente alineación o postura de la espina dorsal, inadecuada mecánica corporal (sentarse incorrectamente ante un escritorio, deficiente postura al dormir, levantar, hacer torsiones o inclinarse en forma incorrecta), movimientos repetitivos, o simplemente estar fuera de forma. Los siguientes ejercicios se diseñaron para corregir problemas asociados con el dolor de espalda.

Tensión de espalda

Posición. Siéntese en el borde de una silla, con los pies separados y sus rodillas y tobillos alineados. Asegúrese de que se trata de una mesa estable.

Movimiento. Dirija ambas manos hacia el piso, relajando su cabeza y cuello. Sostenga de 10 a 30 segundos.

Capítulo 8

Objetivo. Colocar las palmas de las manos sobre el piso. (Tal vez esto no lo logre en unos cuantos días, semanas, o incluso meses, así que no se desanime y no trate de esforzarse más allá de sus límites físicos.)

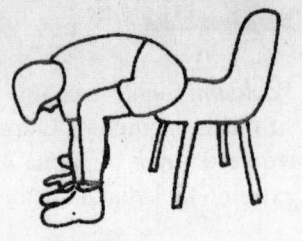

Tensiones de pantorrillas, caderas y muslos

Posición. Párese junto a una silla o cómoda para obtener apoyo. Sus pies deberán estar separados a lo ancho de sus hombros, con una pierna atrás y la otra adelante. Párese derecho, con los hombros hacia atrás y sumiendo los músculos del abdomen. Verifique que sus caderas estén derechas, los dedos de los pies apunten hacia adelante y la rodilla de adelante esté alineada con el tobillo.

Movimiento para tensión de pantorrilla. Empuje los glúteos hacia abajo y enderece la rodilla que está detrás de usted. Sostenga de 20 a 30 segundos. Repita lo mismo con la otra pierna.

Movimiento para tensión de cadera. Coloque la rodilla sobre una silla (con la rodilla detrás de la cadera) e incline la cadera hacia adelante. Sostenga de 20 a 30 segundos. Repita lo mismo con la otra pierna.

Movimiento para tensión de muslo. Sostenga el empeine del pie y diríjalo hacia sus caderas. Sostenga así de 20 a 30 segundos. Repita lo mismo con la otra pierna.

Tensiones para la salud

Modificación. Trate de hacer esto si tiene problemas para realizar la tensión normal. Apóyese en una cómoda o silla. Coloque otra silla detrás de usted. Ponga una rodilla en la silla de atrás y apóyese ligeramente hasta que sienta una tensión.

Objetivos. Mantener la rodilla detrás de la cadera. Apretar los glúteos e impulsar las caderas hacia adelante.

Tensión en muslo en posición sentada

Nota: Ésta es una tensión progresiva. Inicie con la etapa 1 hasta que deje de sentir un tirón; entonces pase a la etapa 2, y así sucesivamente.

Posición. Siéntese en el borde de una silla. Una de las piernas deberá estar flexionada en un ángulo de 90 grados (la rodilla justo por arriba del tobillo) y la otra pierna está extendida con los dedos de los pies apuntando hacia el piso. (No entrecruce la rodilla.)

Movimiento para la etapa 1. Coloque ambas manos sobre la pierna flexionada, e incline el tórax en dirección a la rodilla flexionada. Sostenga de 20 a 30 segundos. Repita lo mismo del lado contrario.

etapa 1

Movimiento para la etapa 2. Mueva ambas manos hacia el piso, poniéndose a horcajadas sobre su pierna flexionada. Sostenga de 20 a 30 segundos. Repita lo mismo del lado contrario.

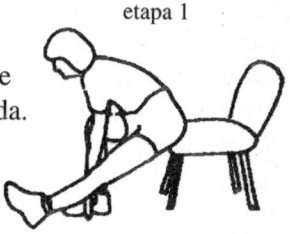

etapa 2

Capítulo 8

Movimiento para la etapa 3. Colocándose a horcajadas sobre la pierna extendida, coloque ambas manos en el piso. Sostenga de 20 a 30 segundos. Repita lo mismo del otro lado.

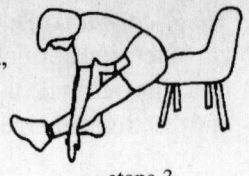

etapa 3

Para avanzar. Cuando se sienta cómodo con la tercera etapa, trata de hacerlo rotando los dedos de los pies hacia dentro, y luego rotándolos hacia fuera. Sostenga cada posición de 20 a 30 segundos.

Modificación. Párese junto a un mostrador o silla, saque el pecho y trate de juntar los omóplatos. Coloque el talón de uno de sus pies sobre un banquillo, e impulse su hueso caudal hacia atrás. La rodilla de apoyo debe permanecer ligeramente flexionada. Sostenga de 15 a 20 segundos. Repita lo mismo del otro lado.

Contracción abdominal con respiración de diafragma

Posición. Puede ser acostado con las rodillas flexionadas o sentado con la espalda derecha.

Movimiento. Jale los músculos abdominales hacia su columna mientras expira. Deje que los abdominales se relajen mientras inhala aire. Haga entre 15 o 20 repeticiones. Si hace esto correctamente, sentirá presión en la parte baja de su espalda mientras exhala.

Objetivo. Reentrenar el cuerpo para que respire correctamente.

Tensiones para la salud

Tensión lateral

Posición. Siéntese derecho con ambas caderas sobre una silla.

Movimiento Lleve su brazo derecho por encima de su cabeza mientras se dobla hacia la izquierda y mantiene sus caderas derechas sobre la silla. Haga esto de ida y vuelta mientras presiona hacia adentro sus músculos abdominales. No permita que su hombro derecho se vaya hacia adelante. Dirija su hombro izquierdo hacia el piso. Sostenga por 15 segundos. Repita lo mismo del otro lado.

Tensión posterior y lateral

Posición. Siéntese sobre el borde de una silla, con los pies juntos y las rodillas alineadas con las rodillas.

Movimiento. Flexione hacia un lado, y dirija ambos brazos hacia el piso (del mismo lado). Sostenga de 15 a 20 segundos. Repita lo mismo del otro lado.

Modificación. Si no puede realizar un giro completo, empiece colocándose de horcajadas sobre su pierna; gradualmente avance hasta lograr el giro completo desplazando sus manos hacia los lados.

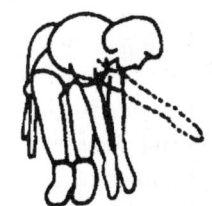

Objetivos. Colocar las manos sobre el piso y luego alcanzarse la oreja con el codo. Mantener los hombros paralelos al piso.

Capítulo 8

Tensión de caderas y glúteos sentado/acostado

Posición. Siéntese derecho con ambos glúteos sobre una silla. Coloque un tobillo sobre el muslo contrario.

Movimiento. Aplique presión sobre el muslo entrecruzado. Sostenga por 15 segundos. Mueva el hombro contrario hacia la rodilla entrecruzada mientras abrazando su rodilla se la lleva hacia el tórax y hacia el hombro opuesto. Sostenga por 15 segundos. Enderece su espalda y sostenga por 5 segundos. Repita la misma operación del otro lado.

Objetivos. Mantener derechos los glúteos sobre la silla. Sentarse erguido, con la espalda derecha.

Modificación. Si esta tensión resulta muy difícil, también puede realizarse acostado sobre el piso.

Posición. Acuéstese boca arriba con sus rodillas flexionadas. Coloque su rodilla sobre la rodilla opuesta.

Movimiento. Presione su rodilla hacia afuera aplicando presión sobre el muslo entrecruzado. Sostenga así de 15 a 30 segundos. Levante los hombros del piso, y abrace la pierna doblada. Levante los pies del piso mientras lleva su rodilla hacia la cabeza (mantenga el muslo presionado). Sostenga por 15 segundos. Repita lo mismo del otro lado.

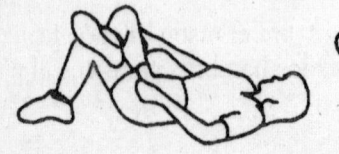

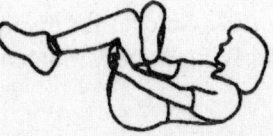

Tensiones para la salud

Movimientos pélvicos

Posición. Acuéstese sobre el piso u otra superficie firme, con los pies planos y las rodillas flexionadas. Coloque los brazos en el piso.

Movimiento. Respire contrayendo los músculos abdominales. Utilice los músculos de la espalda para hacer que su espalda baja haga contacto completo con el piso. Sostenga por 5 segundos, luego relaje. Haga 25 repeticiones.

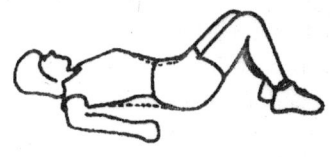

Objetivo. Relajar los glúteos y la parte superior del torso, de modo que sólo se contraigan los músculos de la parte inferior del tronco.

Rotación de la parte inferior del tronco

Posición. Acuéstese sobre el piso o alguna otra superficie firme, con las rodillas flexionadas y los hombros planos contra el piso.

Movimiento para la etapa 1. Mueva ambas rodillas hacia un lado, y sostenga por 15 segundos. Vuelva a la posición central y luego mueva ambas rodillas hacia el lado contrario y sostenga por 15 segundos.

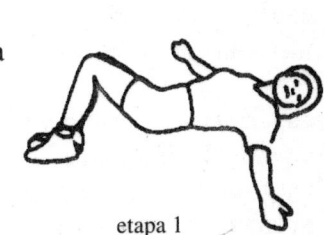

etapa 1

Capítulo 8

Movimiento para la etapa 2. Levante las rodillas hacia el pecho, gire hacia uno de los lados y sostenga por 15 segundos. Vuelva a la posición central, luego gire hacia el lado contrario y sostenga.

Para alanzar. Aplique presión a la rodilla que queda en la parte superior, utilizando la mano que esté más próxima a sus rodillas. Esto aumentará la fuerza del estiramiento.

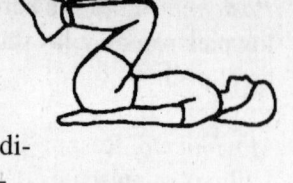

Sugerencia. Es importante mantener ambos hombros sobre el piso.

Objetivo. Mantener sus piernas flexionadas, relajadas contra el piso, sin que se levante el hombro contrario.

Ejercicios abdominales

Posición. Tiéndase sobre el piso u otra superficie firme, con los pies apoyados y las rodillas flexionadas.

Movimiento. Con las manos a ambos lados, realice el movimiento pélvico y exhale mientras despega la cabeza y los hombros del piso. Mueva las manos hacia los tobillos mientras hace el despegue. Sostenga por 1 o 2 segundos, luego suelte brevemente mientras se relaja e inhala. Haga 2 series de 25.

Sugerencia. Su cuello y cabeza deberán hallarse en una posición rígida. Imagine estar sosteniendo una manzana entre el mentón y el tórax mientras se levanta.

Tensiones para la salud

Nota: Se trata de un movimiento pequeño. Sus hombros no deberán levantarse más allá de 10 o 15 centímetros del piso. Asimismo, no deberá sentir una gran tensión en el cuello; asegúrese de que sus músculos abdominales estén realizando el trabajo.

Extensión pasiva del tronco

Posición. Tiéndase sobre su abdomen con los brazos flexionados a los costados.

Movimiento. Utilizando los brazos, levante lentamente el torso. Sostenga el torso con sus codos mientras aguanta así de 20 a 40 segundos.

Nota: Deberá sentir que se tensan sus músculos abdominales, pero no deberá sentir tensión en la espalda baja. Si siente algún dolor, suspenda este ejercicio de inmediato.

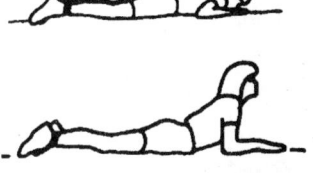

Deslizamientos a 90 grados contra un muro

Posición. Párese apoyando su espalda contra la pared; sus pies deberán hallarse a 30 o 60 centímetros del muro. Presione su cabeza y hombros firmemente contra la pared, de modo que la parte superior de su cuerpo se encuentre correctamente alineada. Verifique también el alineamiento de sus piernas y pies; cuando se deslice por la pared, sus rodillas y tobillos deberán estar paralelos.

Movimiento. Deslícese por la pared (avanzando hasta la posición de estar sentado, pero sólo hasta

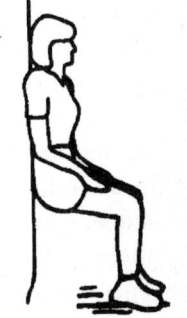

Capítulo 8

donde sea capaz de tolerarlo), y entonces realice un poderoso movimiento pélvico. Sostenga por 15 segundos. Vuelva a deslizarse hacia arriba por la pared. Repita esto 10 veces. (Si empiezan a temblarle las piernas, avance sólo la mitad del trayecto que hizo al principio.)

Sugerencia. Mantenga su hueso caudal pegado a la pared mientras aplana su espalda.

Nota: Éste es un ejercicio de lo más esencial para controlar la pelvis y el tronco. Requerirá hacer algunos intentos antes de poder realizarlo adecuadamente. Luego de este ejercicio, realice las tensiones de espalda, pantorrilla, cadera y muslo.

Objetivos. Mantener el movimiento pélvico y una postura adecuada, sintiendo esto en su abdomen inferior. Tener sus caderas y rodillas en el mismo plano. Mantener su cabeza, hombros, espina y caderas presionados firmemente contra la pared.

Flexión lateral

Posición. Párese derecho, con las rodillas ligeramente flexionadas y los pies separados más o menos al ancho de sus hombros para tener un buen equilibrio. Coloque la mano izquierda en la parte superior de su cabeza. Jale los hombros hacia atrás, y mantenga la parte inferior de su cuerpo estacionaria. Vea hacia adelante.

Movimiento. Flexione hacia la derecha hasta sentir un tirón del lado izquierdo. Jale los músculos abdominales hacia dentro, y exhale vigorosamente mientras vuelve a la posición central. Realice 10 repeticiones.

Tensiones para la salud

Nota: Complemente este ejercicio con las series de abdominales y las tensiones laterales.

Sentadillas con rodillas muy separadas

Posición. Sus pies deberán estar separados más allá del ancho de sus hombros, con los dedos y sus rodillas apuntando en un ángulo de 45 grados con respecto a su cuerpo y los brazos extendidos hacia adelante para fines de equilibrio.

Movimiento. Apoye el peso de su cuerpo en los talones mientras se sienta y se incorpora (debe flexionar en la cadera y las rodillas). Mantenga la espalda derecha. Al levantarse, jale hacia dentro los músculos abdominales y exhale.

Modificación. Si no puede realizar este ejercicio por tener problemas de inestabilidad, apóyese en una puerta o cómoda. Trate de realizar las sentadillas a manos libres nuevamente en 3 semanas.

Sugerencia. Si este ejercicio le ocasiona alguna incomodidad, realice las extensiones de rodillas y de corvas de 3 a 6 semanas antes de intentar de nuevo las sentadillas. Estos movimientos le fortalecerán las piernas y le ayudarán a realizar adecuadamente las sentadillas con las rodillas muy separadas.

Nota: Complemente estas sentadillas con las tensiones de espalda y pantorrilla, cadera y muslos.

Capítulo 8

Sentadillas a lo ancho de las caderas

Posición. Los pies deben estar separados a lo ancho de las caderas, los dedos de los pies apuntar hacia adelante y los brazos extendidos para fines de equilibrio.

Movimiento. Apoye el peso de su cuerpo en los talones mientras se sienta e incorpora (debe flexionar en la cadera y las rodillas). Mantenga derecha la espalda. Al levantarse, jale hacia dentro sus músculos abdominales y exhale.

Modificación. Si no puede realizar este ejercicio debido a problemas de inestabilidad, apóyese en una puerta o cómoda. Trate de realizar las sentadillas a manos libres nuevamente en 3 semanas.

Extensiones de rodilla

Posición para la etapa 1. Siéntese en una silla con la espalda derecha.

Movimiento para la etapa 1. Levante el pie izquierdo aproximadamente 3 centímetros del piso, luego extienda la pierna de ese mismo pie hasta que su rodilla quede derecha. (Al momento de enderezar la pierna, contraiga los músculos abdominales y exhale.) Sostenga de 3 a 5 segundos, luego flexione lentamente la rodilla y vuelva a la posición inicial, con el pie todavía a 3 centímetros del piso. No apoye el pie en el piso entre las repeticiones. Haga de 10 a 25 repeticiones. Repita el ejercicio del lado derecho.

etapa 1

Posición para la etapa 2. Tiéndase sobre su espalda con las piernas juntas y las rodillas flexionadas. Asegúrese de mantener juntas las rodillas.

Movimiento para la etapa 2. Extienda la pierna izquierda mientras contrae los músculos abdominales y exhala. Flexione la pierna izquierda y vuelva a la posición inicial, pero sin apoyar el pie en el piso. Efectúe de 10 a 25 repeticiones. Repita el ejercicio con la pierna derecha.

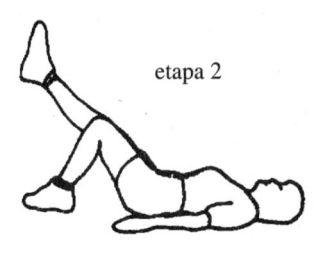

Nota: Complemente las extensiones de rodilla con las tensiones de pantorrilla, cadera y muslos.

Curls de rodilla

Posición. Apoye los codos en una cómoda o en el respaldo de una silla, y contraiga los músculos abdominales. Mantenga las rodillas en paralelo, con una de ellas ligeramente detrás de la otra. La rodilla de apoyo (delantera) debe estar levemente flexionada.

Movimiento. Levante el pie en dirección a sus glúteos, y sostenga por 1 o 2 segundos. Baje el pie, pero sin apoyarlo en el piso entre las repeticiones. Realice de 10 a 25 repeticiones. Repita lo mismo con el otro pie.

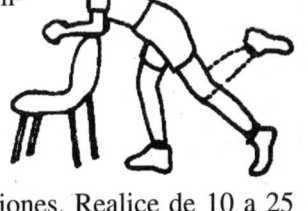

Nota: Complemente este ejercicio con el estiramiento de muslo en posición sentada.

Capítulo 8

PARA REDUCIR LA ARTRITIS EN LA ESPINA CERVICAL

La artritis de la espina cervical puede ser consecuencia de lesiones o traumatismos severos (caídas, lesiones de latigazo) o de una mecánica corporal errónea o una posición inadecuada (una deficiente postura al dormir o una mala alineación espinal). Un dolor en el cuello puede contribuir a que se experimenten jaquecas.

Independientemente de cuál sea la causa de su dolor de cuello, casi siempre puede reducirse mediante un programa de flexibilidad, fortalecimiento y adecuada alineación de la espina dorsal. Un cuello fortalecido es un cuello saludable, y con ello se pueden resistir las fuerzas de alguna lesión.

Encogimientos de hombros

Posición. Párese con los brazos relajados a ambos lados del cuerpo.

Movimiento. Levante los hombros a la altura de sus orejas y hágalos rotar hacia atrás y hacia abajo. Repita esto 10 veces.

Nota: Junte sus omóplatos al realizar la rotación hacia atrás. En ningún momento los hombros deberán hacerse rotar hacia adelante.

Flexión y extensión

Posición. Párese con los brazos relajados a ambos lados de su cuerpo.

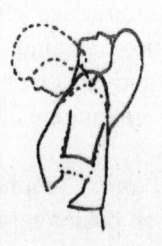

Movimiento. Dirija el mentón hacia su pecho y baje los hombros. Al levantar el mentón hacia el techo, encoja los hombros y sostenga por 1 o 2 segundos a fin de mejorar la tensión en la posición de extensión, levante el mentón. Repita 10 veces en cada dirección.

Nota: Esto puede usarse también como un estiramiento. Sostenga cada posición de 10 a 20 segundos.

Flexión lateral

Posición. Párese con los brazos relajados a ambos costados de su cuerpo. Los hombros deberán estar relajados y abajo.

Movimiento. Levante el oído derecho en dirección al techo y el oído izquierdo hacia su hombro. Sostenga por 1 o 2 segundos, luego vuelva a la posición central. Repita lo mismo del otro lado.

Nota: Esto también puede realizarse como un movimiento de tensión. Sostenga cada posición de 10 a 20 segundos.

Rotación de cuello

Posición. Párese con los brazos relajados a ambos costados de su cuerpo.

Movimiento. Haga girar su mentón y oído hacia un costado, sostenga así 1 o 2 segundos, luego mire hacia su hombro. Vuelva a la posición central. Haga rotar en la posición contraria.

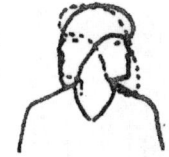

Nota: Esto también puede realizarse como un movimiento de tensión. Sostenga cada posición de 10 a 20 segundos.

Capítulo 8

Contracción del cuello

Posición. Párese con los brazos relajados a ambos costados de su cuerpo.

Movimiento. Haga que se junten sus omóplatos. Mueva su cabeza hacia adelante y hacia atrás manteniendo su mentón y ojos a nivel. Sostenga de 5 a 10 segundos y relájese. Repita 10 veces. Trate de centrarse en una posición adecuada durante la contracción.

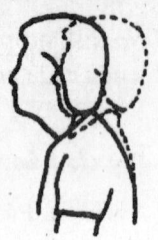

Nota: No incline ni levante el mentón.

Tensión de tórax y hombros

Posición. Párese con los brazos relajados a ambos costados de su cuerpo.

Movimiento. Haga que se junten sus omóplatos, luego junte las manos detrás de su cuerpo y extienda los brazos. Manteniendo extendidos los brazos, levante suavemente las manos y los codos en dirección al techo. Párese derecho. Sostenga de 10 a 30 segundos.

Nota: Mantenga el cuello contraído mientras junta los omóplatos.

Modificación. Esto también puede realizarse colocando las manos en una puerta y haciendo que el torso pase por el umbral.

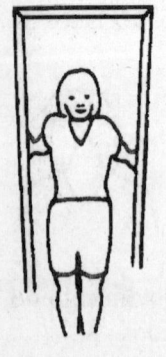

Contracción de hombros

Posición. Párese con los dedos apoyados sobre sus orejas y los codos hacia arriba.

Movimiento. Haga que se junten sus omóplatos (al hacerlo, sus codos deberán moverse hacia atrás). Sostenga por 5 segundos y luego retire la presión de los omóplatos. No haga fuerza hacia atrás o hacia adelante en el cuello.

Nota: Mantenga el cuello contraído (vea figura) mientras junta sus omóplatos.

Modificación. Si le resulta doloroso apoyar las manos detrás de sus oídos, entonces colóquelas sobre los hombros.

Tensión de cuello

Posición. Siéntese sobre una silla o párese con los brazos relajados a ambos costados de su cuerpo.

Movimiento. Levante el oído derecho en dirección al techo. Sostenga su brazo derecho por arriba de la muñeca (frente a su cuerpo) y baje los hombros mientras tira suavemente su brazo derecho hacia abajo. Sostenga por 10 segundos. Repita con el mismo brazo detrás de la espalda. Repita lo mismo del otro lado.

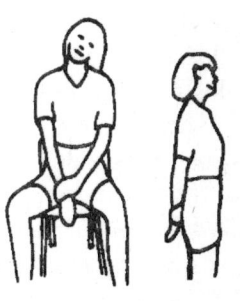

Nota: Para intensificar esta tensión, haga rotar el mentón hacia arriba y hacia abajo.

Capítulo 8

Tensión para la parte superior de la espalda

Posición para la etapa 1. Entrelace las manos frente a su cuerpo con ambos brazos extendidos.

etapa 1

Movimiento para la etapa 1. Suavemente separe sus omóplatos y haga bajar su mentón hacia el pecho. Sostenga así de 10 a 30 segundos.

Posición para la etapa 2. Siéntese en una silla, cruce los brazos y tome los apoyos de la silla.

Movimiento para le etapa 2. Mueva su mentón en dirección hacia el pecho mientras extiende los omóplatos.

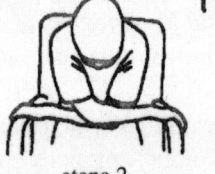

etapa 2

Contracción boca abajo

Posición. Tiéndase en la esquina de una cama, boca abajo, con la cabeza y el cuello relajados.

Movimiento. Con los brazos flexionados y los codos levantados, haga que se junten sus omóplatos, levantando los codos y sostenga así por 5 segundos. Avance gradualmente hasta mantener por 15 segundos. Repita 5 veces.

Nota: Coloque una almohada bajos sus caderas para tener apoyo. Repita el ejercicio de tensión de la parte superior de la espalda (descrito antes).

Abdominales

Posición. Tiéndase sobre su espalda con las rodillas flexionadas y los pies apoyados sobre el piso.

Movimiento. Con las manos en los costados, levante su cabeza y hombros del piso, moviendo las manos, ya sea en dirección a sus tobillos o rodillas mientras se eleva.

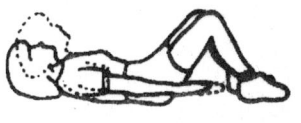

Nota: Deberá tener su cabeza en una posición rígida (imagine que sostiene una manzana entre su mentón y su pecho mientras se levanta). También es normal que los músculos del cuello se fatiguen.

Levantamiento de brazos

Posición. Tiéndase sobre la orilla de una cama, boca abajo, con la cabeza y cuello relajados.

Movimiento. Extienda los brazos por encima de su cabeza y levante los brazos hacia el techo. Sostenga de 2 a 5 segundos, incrementando a 15 segundos con el paso del tiempo. Repita 5 veces.

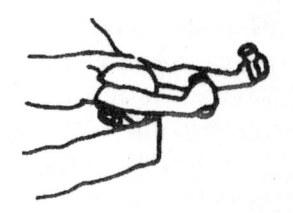

Nota: Coloque una almohada debajo de sus caderas para obtener apoyo. Repita la tensión de pecho y hombros, así como la tensión para la parte superior de la espalda.

Capítulo 8

Estabilización de articulación acromio-clavicular

Posición. Tiéndase en la esquina de una cama, boca abajo. Relaje su cabeza y cuello, con los brazos extendidos hacia los lados.

Movimiento. Haga que se junten sus omóplatos y levante ambos brazos hacia el techo. Sostenga de 5 a 10 segundos. Avance gradualmente hasta sostener por 20 segundos.

Nota: Este ejercicio se volverá más fácil con el paso del tiempo. Puede empezar sosteniendo unas latas de sopa y luego pesas. Reduzca su tiempo de sostén de l a 3 segundos.

Nota: Coloque una almohada debajo de sus caderas para conseguir apoyo. Repita el ejercicio de tensión de la parte superior de la espalda.

Tensión para parte superior de la espalda y cuello

Posición. Párese con los brazos relajados a ambos costados de su cuerpo.

Movimiento. Incline la cabeza hacia la derecha y suavemente tome el costado izquierdo de su cabeza (al nivel de la oreja) con su mano derecha, y dejando que la gravedad tense los músculos. Luego coloque la mano izquierda detrás de su espalda. Sostenga así de 10 a 20 segundos. Repita lo mismo del lado contrario.

Nota: ¡No haga fuerza con la cabeza ni con el cuello!

Tensiones para la salud

Alcance de hombros

Posición. Tiéndase boca arriba con los brazos extendidos en dirección al techo.

Movimiento. Trate de extender sus omóplatos mientras extiende los brazos en dirección al techo. Mantenga la espalda pegada al piso y los codos derechos. Sostenga así por 5 segundos y avance gradualmente hasta 15 segundos. Repita los ejercicios de tensión de pecho y hombros.

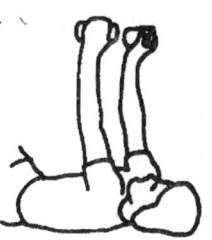

Levantamiento de omóplatos

Posición. Póngase de pie y coloque su mano izquierda sobre su omóplato izquierdo, elevando el codo.

Movimiento. Mueva el mentón y la nariz en dirección al hombro derecho. Suavemente coloque su mano derecha sobre la parte superior de la cabeza y deje que la gravedad tense los músculos. Sostenga así de 10 a 20 segundos, y repita lo mismo del otro lado.

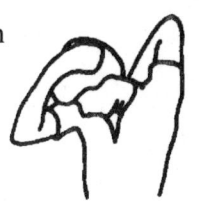

Nota: ¡No haga esfuerzo en su cabeza y cuello!

Remando hacia arriba

Posición. Párese derecho, juntando sus omóplatos. Sostenga una toalla con ambas manos frente a su cuerpo, con las palmas vueltas hacia usted.

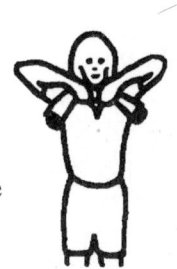

Movimiento. Impulsando con los codos, levante ambas manos hasta la altura del mentón y sostenga ahí; junte sus omóplatos en esa posición.

Para avanzar. Una vez que se familiarice con este movimiento, agregue pesas de medio a tres kilos; repita de 10 a 20 veces.

Objetivos. En el punto culminante de este ejercicio, los hombros deberán llegar más arriba de los oídos y las muñecas. Repita la tensión de cuello y la tensión de la parte superior de la espalda y cuello.

Terapia con base en inyecciones y cirugía

La cirugía es nuestra última opción, opción que recomendamos sólo a aquéllos de nuestros pacientes que sufren de un dolor intratable, déficit progresivos, o un grado de deterioro tal en la cápsula de articulación de las zonas afectadas por la artritis que las terapias tradicionales o alternativas, así como otras terapias de apoyo no tienen probabilidades de tener éxito sin recurrir a un auxilio quirúrgico. Aconsejar a los pacientes que se "sometan al bisturí" es un último recurso para nosotros. En lugar de ello, en muchos casos la terapia con base en inyecciones puede proporcionar mejorías importantes.

En este capítulo abordamos la terapia que consiste en inyectar las articulaciones. Asimismo, hablamos acerca del papel que tiene la cirugía: cuándo debe ser considerada y qué se puede esperar de ella.

Terapia de inyección de articulaciones

Es probable que hayan oído a algunas personas comentar que con una inyección de cortisona en su hombro lograron erradicar su bursitis. O tal vez hayan escuchado de individuos que padecían una artritis terrible en la articulación de la rodilla, y que luego de recibir una sola inyección de cortisona pudieron, milagrosamente, reintegrarse por completo a sus actividades atléticas y sociales, sin que el dolor haya reincidido. Mientras estas situaciones ciertamente constituyen una posibilidad, no se les ve muy a menudo. En lugar de ello, inyectar cortisona en una articulación inflamada tiene mucho más probabilidades de actuar como una solución a corto plazo o intermedio, para casos de artritis en tal articulación.

En la terapia de inyección en articulaciones, por lo general la articulación afectada se adormece mediante un medicamento como Xylocaina o Novocaína (similar al tipo de medicamento que usan los dentistas). Cuando la articulación se siente adormecida, entonces se inyecta un material de tipo cortisona directamente en la cápsula de la articulación. El médico determina la dosis de cortisona tomando en cuenta el tamaño de la articulación (cuanto más grande sea la articulación, mayor será la cantidad de cortisona) y cuán frecuentemente las articulaciones requerirán más inyecciones en lo subsecuente.

Antes de aplicárseles una inyección a los pacientes, debe prevenírseles que reduzcan sus actividades, ya que esto limita la inflamación de la articulación antes de la terapia. Luego, tras administrarse la inyección, a los pacientes debe indicárseles rutinariamente que descansen durante las siguientes 12 o 24 horas, a fin de ayudar que el efecto permanezca localizado en el sitio. Se debe recomendar la aplicación de hielo a fin de reducir la hinchazón y la inflamación y cualquier dolor provocado por la misma inyección. Los especialistas en inyecciones que manejan a los pacientes que sufren dolor artrítico agudo y crónico a menudo recomiendan aplicar calor a los músculos y articulaciones durante las siguientes veinticuatro horas tras haber inoculado la articulación. Esto puede incrementar el flujo sanguíneo y la circulación, mejorando así el efecto curativo general.

El periodo libre de dolor que sigue a una inyección constituye una oportunidad para que el paciente inicie un programa de ejercitación y fortalecimiento agresivo, con la finalidad de disminuir la inflamación de la articulación y el dolor, así como minimizar la necesidad de futuras inyecciones.

Tipos de inyecciones

Existen diferentes tipos de inyecciones de cortisona, incluyendo esteroides a corto plazo y de efecto prolongado. Su doctor deberá decidir qué tipo usar, con base en su condición clínica específica, lo severamente inflamada que pueda estar la articulación, y el tipo de cuidados subsecuentes.

También se han usado inyecciones que no son de cortisona en pacientes artríticos. En el pasado, los doctores inyectaban material de tipo cartilaginoso. Sin embargo, estudios recientes no apoyan este tipo de inyecciones. Un estudio comparó los resultados correspondientes a tres grupos: personas a las que se administraron inyecciones de tipo cartílago, personas que recibieron placebo (cero medicamento) e individuos a quienes no se aplicó terapia alguna; la terapia con base en cartílago de alguna forma fue mejor que la terapia placebo. Cuando se trata de controlar el dolor artrítico a largo plazo, únicamente las inyecciones de cortisona han demostrado ofrecer un beneficio significativo por periodos prolongados.

Probables riesgos

Las inyecciones con frecuencia resultan eficaces. Sin embargo, de vez en vez las inyecciones de esteroides irritan la cápsula de las articulaciones y pueden inflamar el cartílago y el fluido en el espacio de la articulación. Si esto sucede, el dolor aumenta, y la "cura" resulta peor que la enfermedad. En tal caso, una aspiración de la articulación suele ser suficiente. Una aspiración de la articulación consiste en remover el fluido de ésta, con lo cual también se extrae el agente de cortisona inflamatorio y permite que la articulación pueda recuperarse.

Tenga presente que siempre hay riesgo de una infección cuando se inyecta la superficie cutánea. Y si bien se considera este riesgo como mínimo, existe en realidad, y cuanto más inyecciones requiera usted, mayor será el riesgo de contraer una infección.

La cirugía

La cirugía puede ser la respuesta para su caso si es que ya ha intentado la mayoría de las terapias tradicionales y alternativas expuestas en este libro y si ya ha perdido peso, ejercitado y seguido las instrucciones tanto de su médico como de su doctor de ejercitación, y con todo ello usted sigue teniendo dolor severo. Suponiendo que los simples rayos X revelan que sus articulaciones continúan en proceso de degeneración, especialmente las articulaciones de su cadera y rodillas (las articulaciones más grandes del cuerpo sustentadoras de peso), entonces la cirugía puede ser de hecho una posibilidad para usted.

Una señal de alarma para la cirugía es cuando los pacientes empiezan a perder la capacidad para caminar. Esta incapacidad puede ser el primer paso de una espiral descendente hacia un declive en la salud general. En consecuencia, la cirugía deberá tal vez considerarse, dado que los riesgos se ven rebasados por los posibles beneficios.

Terapia de reemplazo de cadera

Todo tipo de articulación puede reemplazarse, incluyendo las correspondientes a mandíbula, rodilla, columna vertebral y dedos. Mucho es lo que se ha escrito especialmente sobre cirugía de rodilla y cirugía de cadera, y en la mayoría de los hospitales, el índice de resultados positivos es sumamente elevado. Cuando las articulaciones mayores se reemplazan, se espera que duren de diez a quince años, dependiendo del estado general de salud y la condición física del paciente, y de qué tan bien se esfuerce el paciente por combatir la artritis después de la cirugía. Recuerde, la cirugía de articulación puede aliviar el avance severo de una enfermedad crónica, pero no constituye su cura. La enfermedad crónica subyacente sigue estando ahí y seguirá avanzando, si el paciente no participa en un régimen de ejercitación activo y sigue las recomendaciones terapéuticas que le brinda el médico.

Cuando nos iniciamos en nuestros estudios médicos, los pacientes que se habían sometido a un reemplazo total de cadera a menudo estaban en el hospital por semanas. Pero en la actualidad muchos ya están en sus hogares al cabo de tres o cinco días. Por supuesto, no todos los pacientes pueden ser dados de alta en unos cuantos días, pero ciertamente cuanto más pronto los pacientes abandonen el hospital, menos probabilidades habrá de que sufran complicaciones por el hecho de estar en esos centros o bien debilidad progresiva muscular por permanecer tanto tiempo en cama.

Las técnicas han avanzado al grado en que una cirugía de reparación de articulación se ha convertido actualmente en una ciencia consumada y un arte médico. Constantemente se están desarrollando nuevas técnicas y materiales para el reemplazo quirúrgico de articulaciones. Entre los avances recientes figuran nuevos tipos de "disco" artificiales para la columna; se está utilizando coral marino esterilizado en lugar de hueso a fin de estabilizar las articulaciones y la espina, y nuevas articulaciones mecánicas que permiten una mayor funcionabilidad y rango de movimiento.

¡No olvide pedir a su doctor que comente con usted *todas* las opciones disponibles!

Cirugía ambulatoria

Las cirugías de articulación de rodilla a menudo pueden realizarse de forma ambulatoria, esto es, sin retener al paciente casi en

Capítulo 9

el hospital, sobre todo la cirugía artroscópica. Para una artroscopía, el cirujano se vale de un pequeño microscopio para realizar la operación. El cirujano mira a través de microscopio, el cual tiene asegurado un implemento quirúrgico especial, a fin de localizar el problema. El cirujano monitorea la cirugía en una pantalla de video, la cual le proporciona una imagen detallada y amplificada de cómo se está llevando a cabo la operación. La artroscopía permite obtener diminutas puntadas quirúrgicas, no perceptibles, en lugar de las cicatrices en forma de "vías de ferrocarril" que eran tan comunes hace apenas unos años. Asimismo, utilizando un microscópico quirúrgico para ver y arreglar el problema, en lugar de abrir realmente la articulación de la rodilla, implica menos inflamación de la cápsula de la articulación y menos flujo sanguíneo hacia el área. Por lo tanto, el paciente puede de hecho esperar una restitución más rápida del cartílago, el disco y la articulación que en el pasado y también disfrutar de una recuperación más pronta. A menudo al paciente se le deja con tan sólo dos pequeños vendajes, ¡luego de todo el trabajo que se ha realizado!

En ocasiones, no es el cartílago lo que se está degenerando, sino las superficies óseas de la articulación. Mediante una visualización directa, estas superficies óseas pueden "desgastarse", lo cual puede llevar a un mejor rango de movimiento, así como a una menor inflamación de la articulación. También se podrán reducir esos molestos rechinidos y crujidos que suele hacer la rodilla, y que suele ser tan común en nuestros pacientes.

Les insistimos a todos nuestros pacientes que no deberá considerarse tan a la ligera la posibilidad de la cirugía. Sigue habiendo el riesgo asociado con la anestesia general y, para empezar, a estos pacientes a menudo se les considera de alto riesgo. Siempre existe la posibilidad de alguna infección o alguna complicación que puede originarse en el propio hospital.

La conexión mente-cuerpo 10

Hemos hablado ya sobre el papel que desempeñan la genética, su dieta, peso, así como otros elementos, cuando la artritis se convierte en un problema para usted. Este capítulo se centra en la conexión entre la mente y el cuerpo, que es la interacción entre lo que usted piensa y cómo lo piensa, y la forma como se siente.

El estado de ánimo y la enfermedad

Sabemos que si usted se encuentra afligido o de mal humor, su propensión a enfermarse será mayor. También sabemos que si usted está enfermo, hay más probabilidades de que esto lo altere o incluso lo llegue a deprimir. De hecho, la depresión es una consecuencia común y predecible de los estados dolorosos crónicos, y la artritis ciertamente es un estado doloroso crónico.

Muchos otros aspectos de una condición crónicamente dolorosa puede contribuir a la condición emocional de un paciente. Con frecuencia, las personas que padecen dolor crónico tienen problemas para conciliar el sueño, y esto constituye un riesgo significativo para los estados de depresión. Otro factor clave para las personas que padecen dolor crónico (o aun sin padecerlo) es la autoimagen. Si alguien no puede cumplir con los roles en la vida que considera importantes, ya sea como cónyuge, profesionista, padre, u otros roles, hay una pérdida de la autoestima y una desvalorización. El individuo puede sentirse alienado de sus amigos y familiares.

Esto puede ocurrir sobre todo si no hay un indicio visible de un traumatismo reciente. Usted luce normal, y la gente espera que actúe de esa forma. Y tal vez luzca tan normal que bien puede recibir miradas de desaprobación de la gente cuando se estaciona en los espacios asignados a las personas "minusválidas". De esa forma usted experimenta sentimientos de impotencia, frustración e ira, así como los problemas físicos directos propiciados por la artritis.

Algunos estudios indican que la depresión que sobreviene como consecuencia del dolor crónico en realidad es un problema más grave que la condición crónica del dolor en sí. Si bien no estamos seguros en cuanto a esto, sabemos que sí existe una conexión en ese sentido. Independientemente de lo difícil que pueda ser la depresión, es evidente que existe un vínculo entre el dolor crónico, el sufrimiento y la depresión, y esto puede conducir a una espiral descendente de dolor adicional. ¡No permita que esto le suceda! Siga las pautas especificadas en este libro a fin de evitar caer en esta espiral o anúlela si ya se ha sentido absorbida por ella.

De qué manera las emociones afectan al cuerpo

No es fácil ir por la vida con una cara de felicidad cuando se está sufriendo. Pero existe una gran cantidad de recientes investigaciones científicas, así como información de salud alternativa, que sugieren que el bienestar mental de un paciente puede y de hecho influye también en su bienestar físico. Este concepto suele referirse como psiconeuroinmunología.

La conexión mente-cuerpo

Todos estamos familiarizados con ese tipo de personas a las que se les considera de baja resistencia. Si algo acontece, pueden estar seguros de que se vendrán abajo con ello. Esas personas también son menos propensas a mostrarse alegres, a tener una imagen positiva, y tienen más probabilidades de tener un índice más elevado de dolor (desde un punto de vista subjetivo). Tales individuos se encuentran en una espiral descendente.

¿Cómo funciona esto? En términos sencillos, la apariencia emocional de una persona, su energía, niveles de estamina y estado de ánimo puede desencadenar cambios químicos en el cerebro, los cuales afectan el sistema inmunológico. Esto parece ocurrir a través de vías químicas y hormonales en el cerebro. La pituitaria es una glándula pequeña que controla el flujo de hormonas en el cuerpo y afecta las funciones endocrinológicas (hormona). Estas sustancias químicas incluyen las hormonas tiroides, la adrenalina y la producción de hormonas sexuales masculinas/femeninas.

Cuando el cuerpo está estresado y los pacientes tienen mala salud, ocurre una aparente interrupción en la producción de ciertas sustancias químicas del estrés. Entonces esto desencadena un mecanismo de retroalimentación, lo cual lleva a cambios en los mensajeros hormonales del cerebro. Dicho en pocas palabras, el estrés propicia un cambio en el sistema inmunológico.

El cambio en el sistema inmunológico puede llevar a un deterioro de la salud, lo cual a su vez provoca cambios adicionales en las sustancias químicas del cerebro. Estas sustancias afectan entonces los niveles hormonales de manera negativa, lo que en última instancia tiene un resultado negativo en el sistema inmunológico, y esto a su vez afecta negativamente las sustancias químicas del cerebro, y así sucesivamente.

Capítulo 10

Tratamiento del paciente en su totalidad

Un principio importante de un buen doctor es tratar al paciente y no a la enfermedad. El objetivo es restaurar la homeostasis, o el balance de todos los sistemas naturales del cuerpo. Si la artritis está ocasionando el dolor, el dolor está ocasionando estrés, y éste está causando que los productos químicos del estrés bloqueen el sistema inmunológico, entonces este flujo debe interrumpirse. Esto puede realizarse bloqueando el dolor, aliviando el estrés o incrementando la respuesta inmunológica.

No basta con limitarse a tratar las articulaciones inflamadas. La capacidad de un doctor para entender las emociones de un paciente es un aspecto crítico para determinar si los pacientes habrán de tener éxito con los resultados de sus cuidados de salud.

Parte de este proceso radica en determinar lo que a juicio del paciente es un "resultado exitoso". La reducción del dolor fue importante, pero también fue significativo para las estimaciones de satisfacción en cuanto a salud del paciente, las mejorías en autoimagen, bienestar general y niveles de energía y estamina.

Ayuda psiquiátrica. Usted no necesita estar "loco" para ver a un psiquiatra; la mayoría de los pacientes a los que este tipo de doctores atienden son personas normales que enfrentan serios problemas. En ocasiones las personas necesitan de una ayuda adicional, y un psiquiatra puede proporcionarles valiosos consejos y ayuda.

Olvídese de esas imágenes en que el paciente aparece tendido en un mullido sofá de piel diciendo todo cuanto se le viene a la mente, día tras día. Eso se llama psicoanálisis, y es el tipo de terapia a la Woody Allen que ha caído en descrédito en la actualidad. La enorme mayoría de los psiquiatras se concentran en ayudar a sus pacientes a trabajar en la solución de sus problemas a corto plazo, y pueden ver a una persona una vez a la semana, cada mes, o incluso cuatro veces al año.

Escuchar con fines de ayuda puede beneficiar a un paciente que tiene que enfrentarse a su enfermedad y sus dolores; puede ayudar a que el paciente entienda el proceso normal del dolor crónico, y a menudo puede ser el primer paso para superar esta condición co-mórbida.

Una vez más, insistimos en que los pacientes necesitan mantener una imagen positiva, tanto como sea posible sobre todo en relación con su dolor crónico. Esto es muy importante. Muchos artículos han remarcado los beneficios positivos de la apariencia positiva. Aunque es muy natural estar alterado cuando uno no se siente bien, es esencial hacer el mejor esfuerzo a fin de mantener una actitud mental positiva. Si usted no lo hace así, es casi como dar un paso más hacia el padecimiento de más dolor. Una actitud optimista, a veces en combinación con medicamentos contra el dolor, antidepresivos, otros tratamientos y ejercicio, pueden alejarlo de ese demonio del dolor y acercarlo cada vez más hacia el bienestar.

Un futuro optimista 11

En este capítulo, nos centramos en nuevas tecnologías y conceptos para el cuidado de la salud que muy pronto se estarán aplicando a personas que padecen artritis. De hecho, algunos nuevos avances al parecer ya están proporcionando una cura, como es el caso de la terapia por clonación y la terapia genética. Como consecuencia, ésta es una época por demás excitante para los especialistas en cuidados de la salud. Cada día aprendemos más y más acerca del cuerpo humano, el papel del comportamiento y el dolor, así como de nuevos remedios; y cada vez nos estamos aproximando más al alivio de su dolor.

Cirugía sin sangrado

La cirugía sólo debe considerarse como un último recurso. Sin embargo, en el futuro, incluso la cirugía puede no ser el proceso que conocemos en la actualidad. De hecho, la "cirugía sin sangrado" permite a los cirujanos extirpar tumores y atender lesiones del sistema nervioso mediante un bisturí láser a base de rayos gamma. Al utilizar la tecnología de computación, los cirujanos pueden identificar en tres dimensiones el sitio exacto del tumor, y con la profundidad apropiada de radiación, realizar una terapia de láser quirúrgica del tumor, sin efectuar una invasión adicional del cuerpo.

Hemos tenido pacientes que se han beneficiado de esta excitante nueva tecnología. Es sorprendente ver que pacientes que alguna vez padecieron serios tumores cerebrales o en la espina dorsal, ahora se hallan en plena recuperación de tales desórdenes, y sin que existan huellas quirúrgicas en sus cuerpos. Incluso un médico experimentado podría no enterarse jamás de que se efectuó una cirugía. Además, de haber sido exacta la operación, sin derramamiento de sangre, relativamente sin dolor, y haber propiciado la cura.

Creemos que en el transcurso de los siguientes años, este tipo de tecnología se expandirá, no sólo al sistema nervioso, sino también al sistema musculoesquelético en general, y a las cápsulas de las articulaciones inflamadas y dañadas en particular. Como consecuencia, la cirugía sin sangrado promete mucho para aquellos individuos que sufren de artritis, y que necesitan cirugía para sus dolores artríticos severos, crónicos e intratables.

Tratamiento láser en frío

En el mismo sentido que la cirugía sin sangrado, la terapia con base en rayo láser ahora existe y se está utilizando para el tratamiento de dolor nervioso y muscular. Esta tecnología, que se iniciara en 1997, está abriéndose paso hacia la corriente principal de los métodos terapéuticos para tratar dolor en articulaciones, musculares y de ligamentos. Existen dos tipos de tratamientos láser para el dolor: caliente y frío. El láser caliente, que calienta y quema, a menudo se utiliza en cirugía; no es útil para el cuidado común de la artritis.

El láser frío es un láser que penetra a profundidad. Actualmente varios protocolos de investigación están en vías de explicar los beneficios del láser frío. Evidentemente se le considera seguro y se le ha clasificado como un "dispositivo de riesgo no significativo para la salud", pero aún no ha sido aprobado por la FDA. Los neurólogos, reumatólogos y quiroprácticos saben de esta terapia, la cual ha demostrado ser eficaz para los cuidados veterinarios durante algún tiempo. Es apenas ahora que se está poniendo a disposición de pacientes humanos.

El concepto en que se sustenta el láser frío es que las longitudes de onda que genera son capaces de penetrar el tejido suave. De esta forma, el láser llega hasta el ligamento muscular o la articulación inflamada y puede estimular el flujo sanguíneo alrededor de la zona con inflamación. (Algunas personas denominan a esto fotobioestimulación.)

Un neurólogo en Nueva York ha utilizado este método para tratar con éxito a sus pacientes. Ha medido la conducción nerviosa a través de la articulación de la muñeca antes y después del tratamiento. Luego de varias sesiones, ha encontrado que estos casos de conducción nerviosa han regresado todos ellos a la normalidad. No se experimenta dolor, y los pacientes han comentado que en la primera sesión sintieron disminuir parte de sus malestares. Este tratamiento parece ser más eficaz para las articulaciones pequeñas, como las de los dedos, muñecas, codos y rodillas. Las articulaciones de caderas y hombros parecen obtener menos mejoría siguiendo un ensayo de terapia.

Esta terapia se encuentra en sus inicios, y estamos seguros de que al cabo de los siguientes tres o cinco años veremos el advenimiento de una diversidad de sondas, técnicas y equipo auxiliar de cuidados utilizando el láser frío. Estos tratamientos permitirán a los doctores reducir la hinchazón e inflamación en articulaciones y, finalmente, el dolor.

Avances nutricionales

Ya hemos hablado sobre la nutrición y la dieta, así como el efecto que ésta tenía en el comportamiento, la apariencia, el estado de ánimo, la viveza, velocidad de pensamiento y la sensibilidad al dolor. Estamos seguros de que se descubrirán nuevas combinaciones para beneficio de los pacientes artríticos. Este campo de la medicina, en rápida expansión, se conoce como neurofarmacología nutricional. Estamos seguros de que una combinación de dieta, terapia de relajamiento, evaluación electroencefalográfica, y biorretroalimentación desempeñarán una función significativa en una solución a largo plazo para el dolor artrítico.

Avances en cuanto a donación

También ya abordamos lo tocante a las inyecciones de cartílago. Vimos que en el pasado se observaba que estas inyecciones eran más benéficas que las inyecciones de placebo. Sin embargo, nuevas terapias se vislumbran en el horizonte. Por ejemplo, en el Beth Israel Hospital, en Nueva York, en la actualidad se puede remover parcialmente cartílago de la articulación inflamada, clonarlo en el laboratorio y ¡reinyectarlo al cuerpo! Este tratamiento de donación de cartílago ayudará finalmente a reformar el nuevo cartílago.

Si bien en la actualidad este tratamiento es muy costoso, imagine las implicaciones que encierra. En el caso de una articulación inflamada en un dedo del pie o la mano, la muñeca o el codo (incluso de la cadera o la rodilla), el médico podría remover una parte de la articulación inflamada, cultivarla en un plato, clonar el cartílago, inyectaría de nuevo y ¡ya está! Ha nacido una nueva articulación.

La tecnología ya casi está aquí y sólo hay que esperar dos factores: refinamiento de la técnica y una reducción del precio. Pocos pacientes podrían pagar un tratamiento de 35 000 dólares. Pero si la técnica se vuelve efectiva con respecto al costo (lo cual sucederá), combinando esto con el adecuado acondicionamiento físico y la debida nutrición será la cura del futuro.

Un futuro optimista

Terapia de genes

Mirando hacia el futuro, es preciso abordar dos métodos para el cuidado de la artritis de alta tecnología y científicamente ingeniosos. Uno es la terapia de genes; el otro es la nanobiotecnología (véase la siguiente sección). El objetivo es aliviar el proceso degenerativo e inflamatorio de la artritis, así como de otras enfermedades inmunes que afectan a las articulaciones.

El futuro ya está aquí: en julio 17 de 1996, una mujer de sesenta y ocho años se convirtió en la primer paciente del Centro Médico de la Universidad de Pittsburgh, en Pittsburgh, Pennsylvania, en recibir terapia de genes para la artritis. Dicho en términos sencillos, los doctores modificaban las propias células de la paciente. Las células fueron provistas de un gene especial que bloquea tanto la inflamación como la erosión de la articulación. Las células modificadas de la mujer fueron entonces inyectadas de nueva cuenta en los nudillos de una de sus manos. El procedimiento fue un éxito. Sus articulaciones inyectadas no presentaron nueva inflamación o degeneración subsecuente.

Al proveer las células del paciente con este agente inmunobloqueador, las articulaciones de la paciente no verán el cartílago y los productos de desecho como sustancias extrañas, y en consecuencia el cuerpo de ella no atacará tales articulaciones. Esta investigación es un nuevo método sorprendente para la terapia de articulaciones artríticas, con más trabajos aún por realizarse. El objetivo es completar el alivio de la artritis. Si un médico puede reducir por completo el dolor y la inflamación de la articulación, se espera que de manera permanente, entonces podremos hablar de tener una cura.

Nanobiotecnología

Un método aún más difundido en cuanto a cuidados de la salud es el concepto de nanobiotecnología. Este largo término científico se refiere a la ciencia de fragmentar los objetos hasta sus átomos y estructura molecular básicos y luego construirlos de nueva cuenta en una modalidad libre de enfermedades. De esta forma, una máquina de reparación atómica podría colocarse en el cuerpo a fin de remover la inflamación y luego reconstruir el "sitio" humano.

Las malas noticias es que la nanobiotecnología todavía está a décadas de distancia (o más). Sin embargo, con la rápida expansión de la ciencia y la tecnología, este método acabará por estar disponible para el tratamiento no sólo de la artritis, sino también de otros procesos de enfermedades degenerativas e inflamatorias. Imagine una máquina de nanobiotecnología que pudiera inyectarse a fin de limpiar las arterias, manteniendo ileso el tejido suave mientras se eliminan las plaquetas. Piense sólo en esto: esa porción extra de helado estaría perfecta, ¡si no hubiera el riesgo de subir de peso!

Pensar en lo que viene en el futuro es por demás excitante, y nosotros estamos extremadamente optimistas de que los avances nos permitirán ayudar a nuestros pacientes. Al mismo tiempo, continuamos estando convencidos de que un estilo de vida saludable, ejercicio, buena alimentación y una adecuada mecánica corporal constituirán a fin de cuentas la cura para la artritis y el dolor de las articulaciones. No obstante, mientras la ciencia y la tecnología sigan avanzando, tanto el médico como el paciente tienen la obligación de complementar la ciencia con su ingenio, creatividad, interés y compasión. Sólo de esa forma podremos tener una auténtica y completa colaboración de los cuidados de salud tradicionales y no tradicionales. O, como a nosotros nos gusta llamarlo: un enfoque completamente integrado para el cuidado y la salud del paciente.

Conclusión

Ahora que ya sabe todo acerca de la artritis, o al menos tanto como muchos pacientes bien preparados, y algunos no tan versados médicos. Sabe que existen más de una forma de abordar esta enfermedad crónica y en ocasiones imposibilitadora y debilitante. Y aunque no tenemos una "cura", hay muchas *soluciones*. Consideramos cada una de las terapias como las piezas de un gran rompecabezas. Una vez que usted logra hacer concordar las piezas que se aplican a su situación individual, puede tratar su enfermedad con un sentido de optimismo y confianza, teniendo conciencia de que puede encontrar su propia solución a su artritis.

Como se mencionó en el prólogo, Marie hizo bien al combinar varios tratamientos incluyendo imanes, pérdida de peso y un programa de ejercitación. Dos ejemplos más que se incluyen aquí servirán para ilustrar cómo otras personas afectadas por la artritis han logrado con éxito reducir la carga de su condición artrítica y, al mismo tiempo, han incrementado sus niveles de energía, estamina y calidad general de vida.

Bruce, de 39 años, es un exitoso y activo ejecutivo de mercadeo, así como abogado certificado. De unos años a la fecha, él ha sufrido de dolor de cadera y en la articulación de la rodilla,

Conclusión

a consecuencia de una vieja lesión de baloncesto. Él también fue sometido a una cirugía de columna a fin de atenderle un problema de disco, y ha experimentado inflamación de articulaciones en los huesos de la espalda baja.

Acudió a nosotros lleno de aflicción y frustración. Nos dijo: "Yo todo el tiempo ando en aviones, llevando consigo mis asuntos legales; la cadera me está matando; lo mismo sucede con mi rodilla, y estoy listo para otra cirugía." Sin embargo, con lo que Bruce no había contado era que había más de una manera de tratar con su dolor de rodilla y cadera, y fue así como discutimos varias opciones de tratamiento. Reconoció que no podía tomar los "antiinflamatorios" tradicionales, ya que siempre le irritaban el estómago. Sin embargo, nunca nadie le había mencionado sobre los tratamientos adicionales a los que podía someterse, como la terapia natural, los relajantes musculares o las terapias alternativas. Nos dijo con gran ahínco: "Haré cualquier cosa con tal de no pasar por una cirugía. Simplemente quiero sentirme bien."

Bruce inició un régimen de ejercitación en un centro de acondicionamiento. Él mismo escogió dicho centro ya que sabía que –dada su ajetreada vida de negocios– él no iba a ejercitarse por cuenta propia. Asimismo, para aliviar su dolor inmediato, lo remitimos a un tratamiento de acupuntura, lo que al parecer funcionó muy bien.

También le prescribimos un estimulador eléctrico manual, el cual contribuyó a relajar su inflamación muscular. Su acupunturista le enseñó a encontrar los puntos de acupuntura mediante ese estimulador. Combinando esas terapias, ha logrado evitar la cirugía y ya se ha reincorporado de nuevo al ritmo de su trabajo. De hecho, la última vez que lo vimos nos dijo que sus ingresos se habían ido a las nubes, dado que ahora podía concentrarse mejor en las transacciones en vez de pensar en sus dolores de cadera y rodilla.

Conclusión

Bruce sabe que tendrá que continuar con sus ejercicios, tensiones y terapia de acupresión. Pero para Bruce el precio que ha tenido que pagar ha sido muy bajo.

Amy, de 38 años, es vicepresidenta de su propia empresa de joyería y además madre de dos niños pequeños, sumamente activos. Su trabajo le exige asistir a muchas exposiciones comerciales, y suele volar de costa a costa, y acudió a nosotros debido a que sentía dolor en una rodilla. Se la había lastimado esquiando, y posteriormente resultó ser artritis en la rodilla.

Un cirujano le había dicho a Amy que no había un tratamiento adicional para su dolor de rodilla, excepto la cirugía. El médico le mencionó unos cuantos ejercicios para esa articulación y eso fue todo. Desgraciadamente, durante los últimos dos o tres años, su problema había desembocado en una inflamación de la articulación en la cadera debido a su forma inadecuada de caminar. O sea, que en pocas palabras, ella estaba favoreciendo su rodilla sana. Transcurrido un tiempo, sus caderas y la otra pierna empezaron a soportar cada vez más presión. Su cadera se había inflamado y había empezado a degenerar.

Amy quería ver una solución para su doloroso problema, así que consultó a especialistas en dolor, ortopedistas, médicos familiares, especialistas en medicina del deporte y reumatólogos. Ella intentó el ejercicio, antiinflamatorios, píldoras para el dolor y relajantes musculares, pero sin resultado alguno.

Cuando vimos a Amy a fin de someterla a una evaluación exhaustiva y un plan sobre el tratamiento que le convenía, pasamos unos cuantos minutos hablando sobre su estilo de vida y el ritmo acelerado con que la vivía. Era evidente que se trataba de una persona brillante, segura de sí, que estaba a cargo de todo, excepto su salud. Así que pusimos a Amy a cargo de su salud; le enseñamos cómo relajarse, así como técnicas de biorretroalimentación, y la tratamos con terapia de relajación e inducción de imágenes.

Conclusión

Además, hicimos que trabajara por un breve tiempo con un psicólogo, a fin de que pudiera aprender ciertas técnicas para la modificación de hábitos. Agregamos complementos y nutrientes a su dieta, la cual era terriblemente inadecuada debido a su estilo de vida tan activo y ajetreado. Por último, empezamos a prescribirle a Amy una dieta especial para artríticos, dándole listas de alimentos que debía comer y también aquellos que debía evitar, de modo que pudiera hacer elecciones inteligentes cuando estuviera viajando.

En el caso de Amy, la terapia con base en fitonutrientes funcionó muy bien, dándole más energía y reduciendo sus dolores.

La solución que ella quería para su artritis no se hizo evidente tan pronto, pero al cabo de tres o cuatro meses, Amy empezó a notar una marcada reducción en su dolor, y lo que fue todavía más impresionante, una mejoría significativa en su funcionamiento. Ahora ya podía cargar a sus hijos y subir y bajar escaleras, sin sentir dolor y achaques. Asimismo, pudo reanudar muchas actividades sociales y atléticas, las que había extrañado muchísimo, especialmente, el golf.

Artritis
Tipografía: *Rosa Trujano López*
Negativos de portada: *Fotolito Daceos*
Negativos de interiores: *Reprofoto*
Impresión de portada: *Q. Graphics*

Esta edición se imprimió en Marzo de 2006. Impresora Alfa
Lago Managua No. 50. México, D.F. 11280.